공항 풍경

두 그림의 다른 부분 5곳을 찾아 동그라미 해보세요.

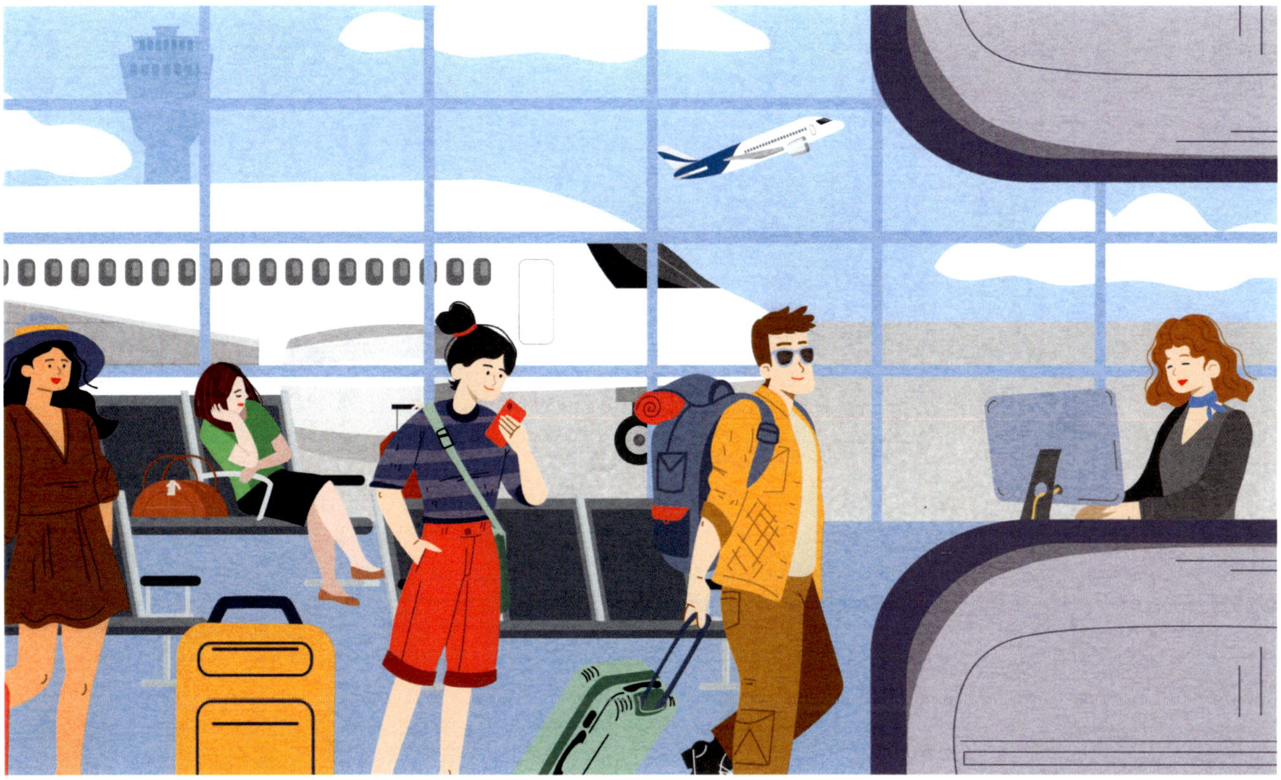

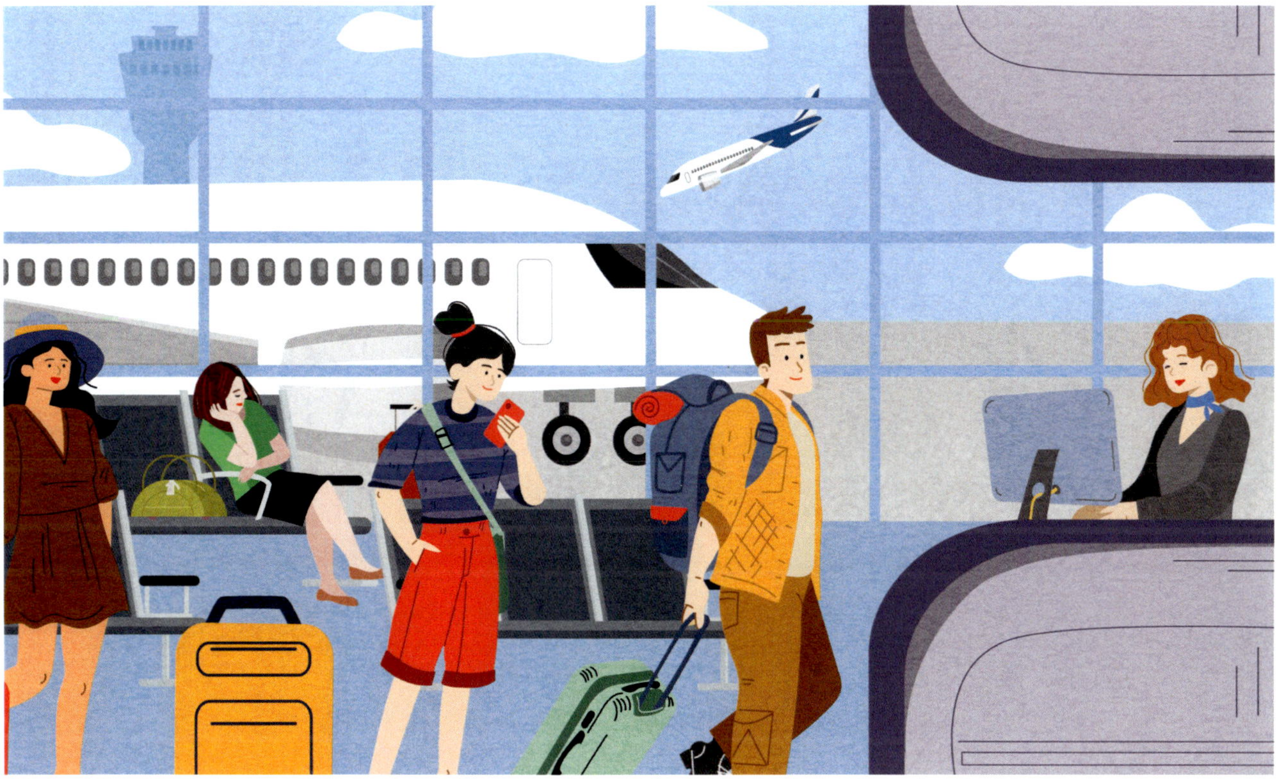

스케이트장

두 그림의 다른 부분 5곳을 찾아 동그라미 해보세요.

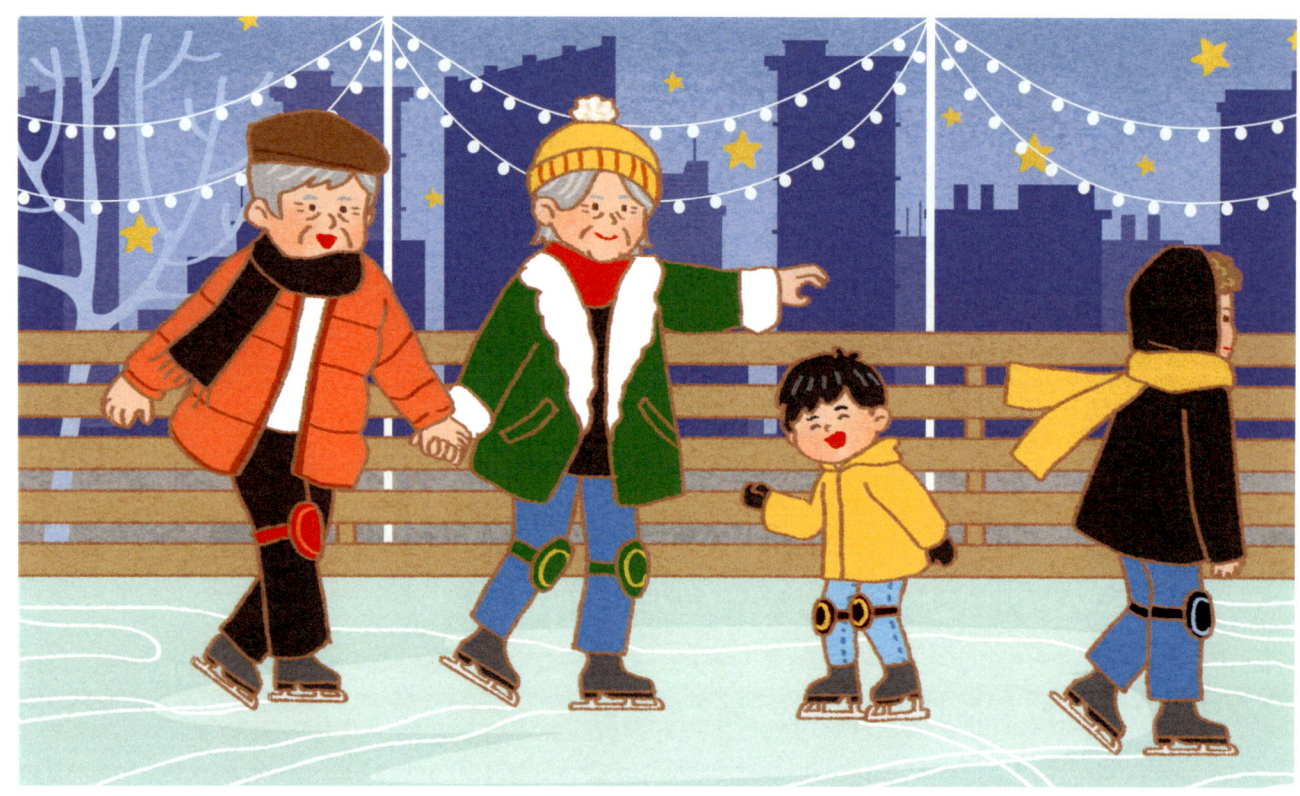

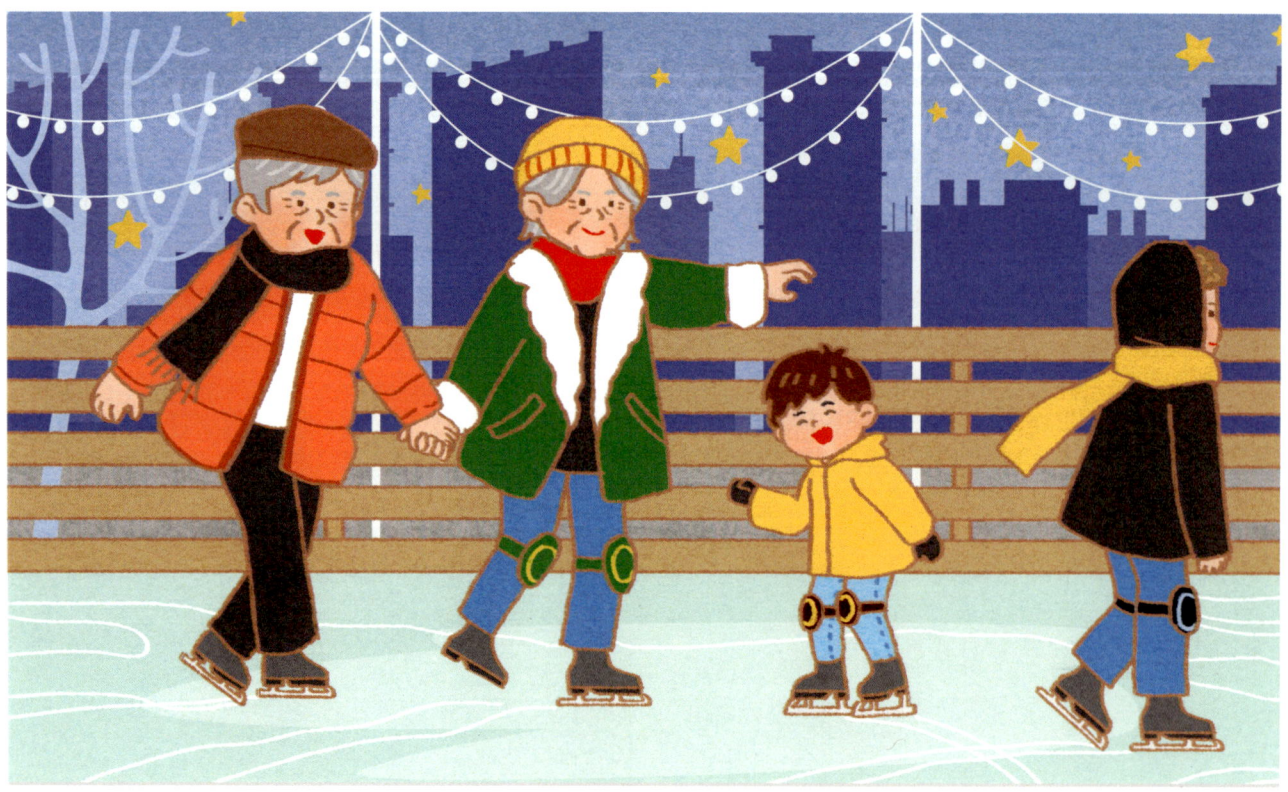

침실 풍경

두 그림의 다른 부분 5곳을 찾아 동그라미 해보세요.

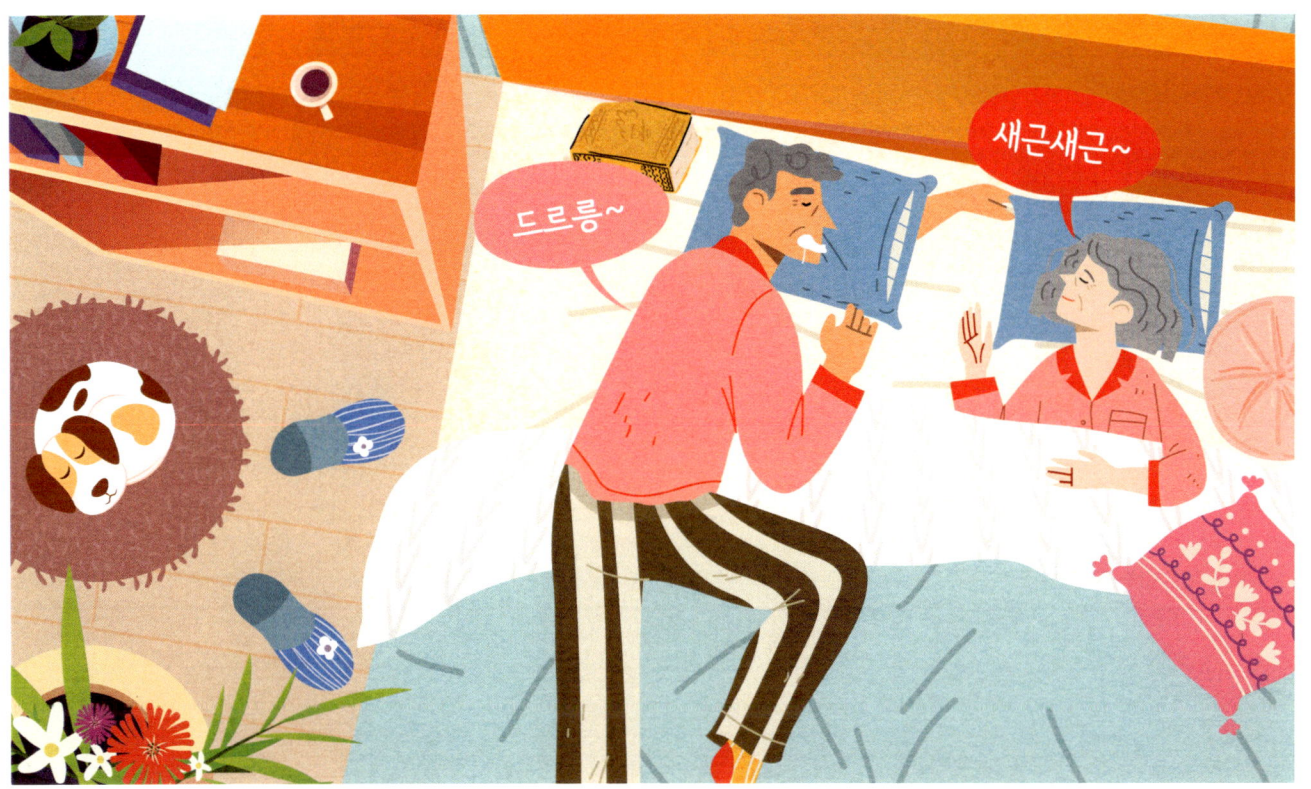

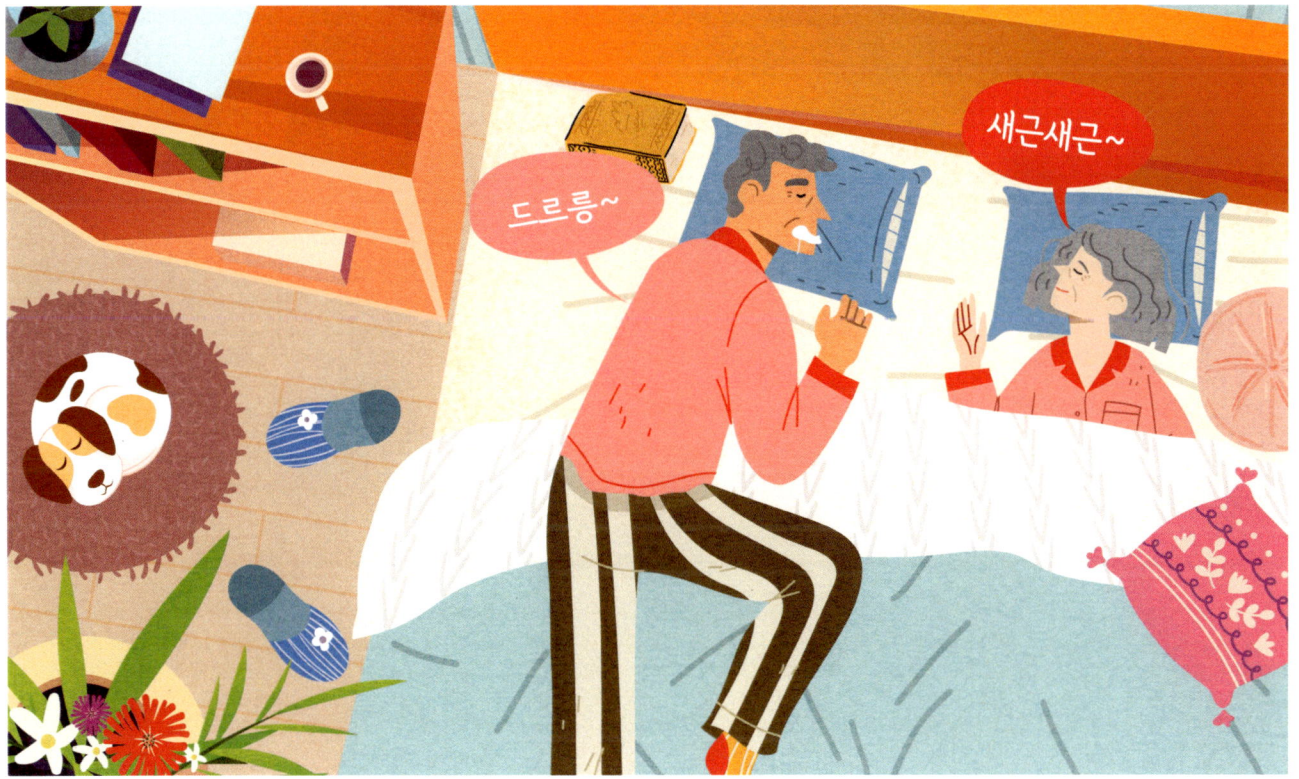

신나는 널뛰기

두 그림의 다른 부분 5곳을 찾아 동그라미 해보세요.

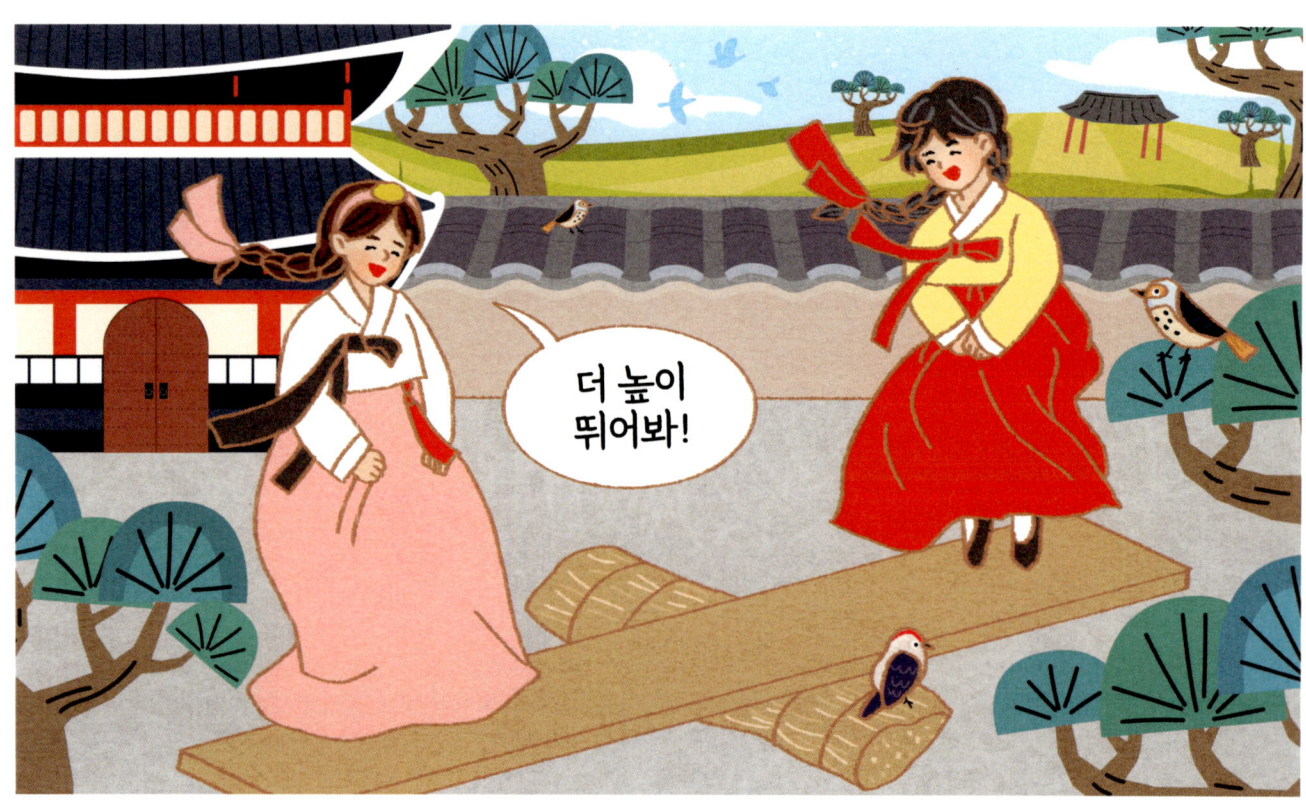

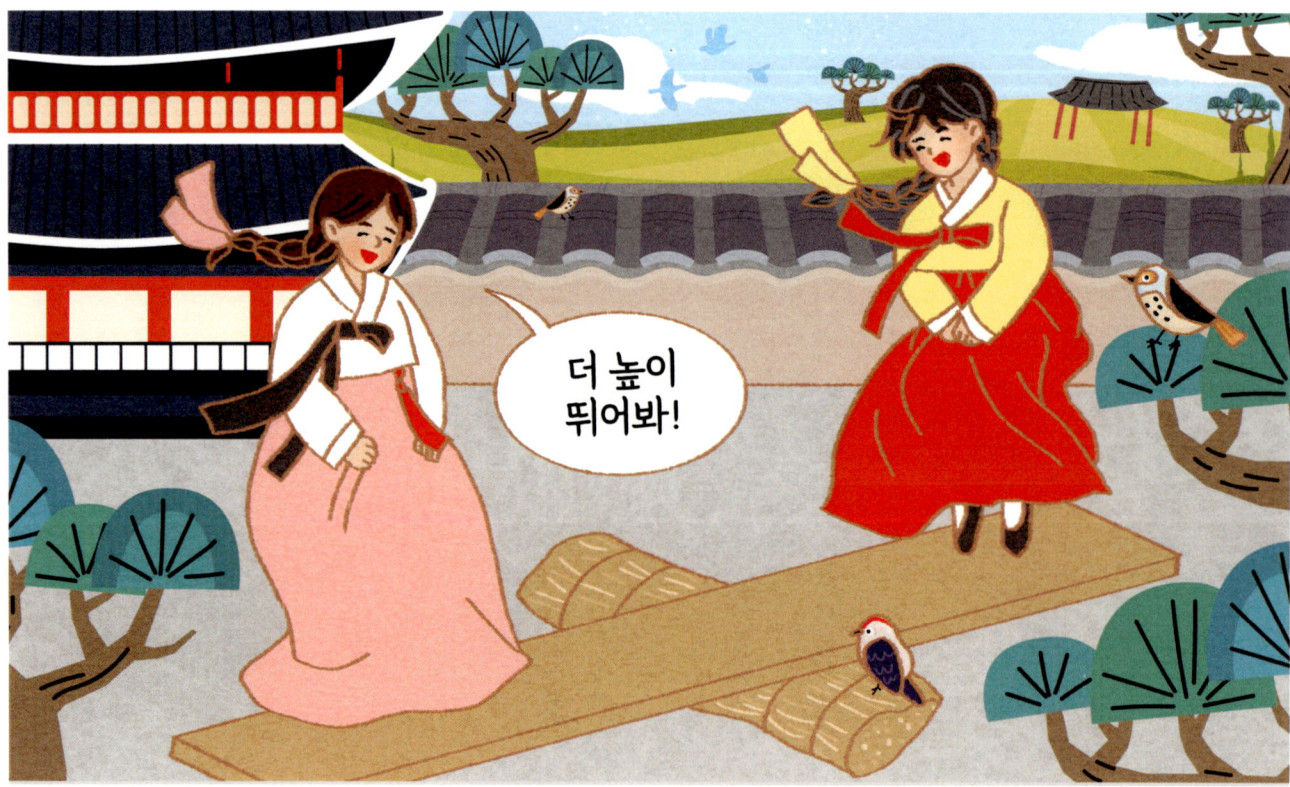

옷 가게

두 그림의 다른 부분 5곳을 찾아 동그라미 해보세요.

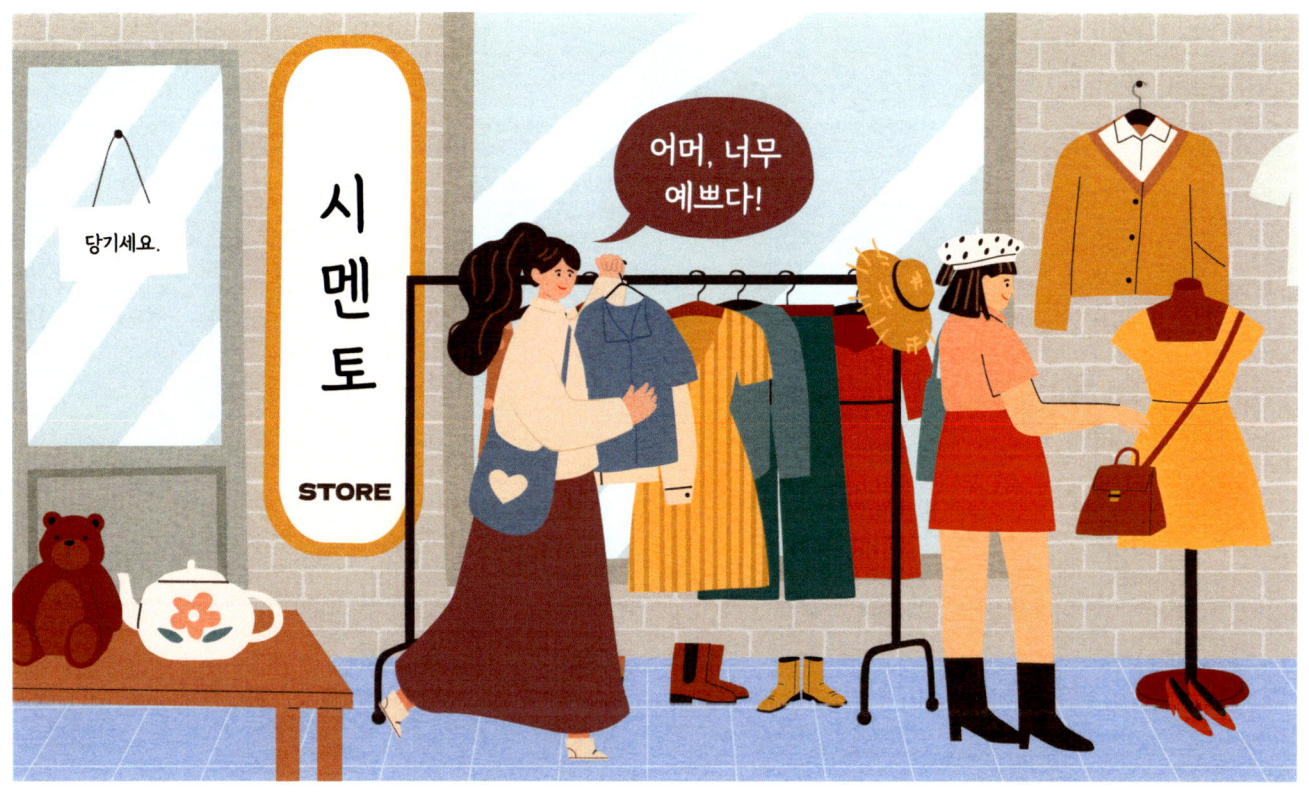

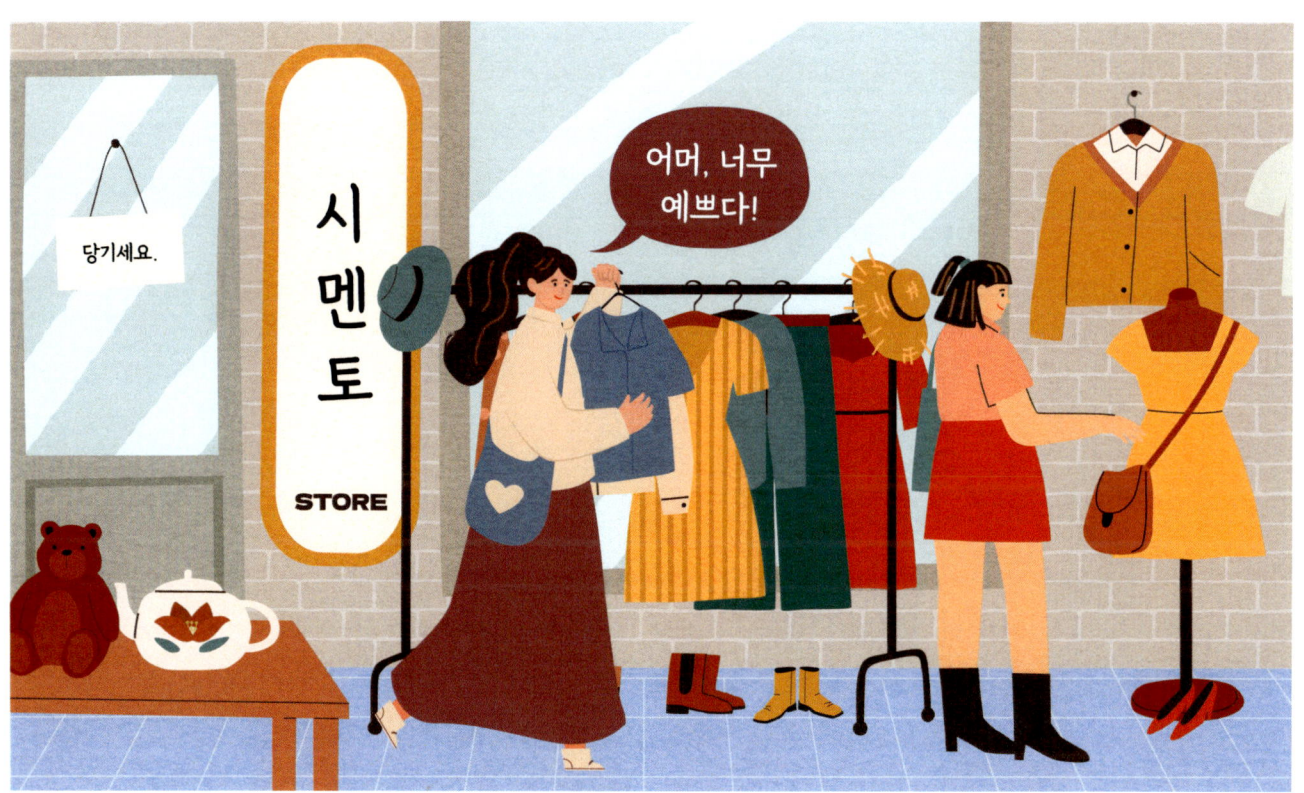

설날 아침

두 그림의 다른 부분 5곳을 찾아 동그라미 해보세요.

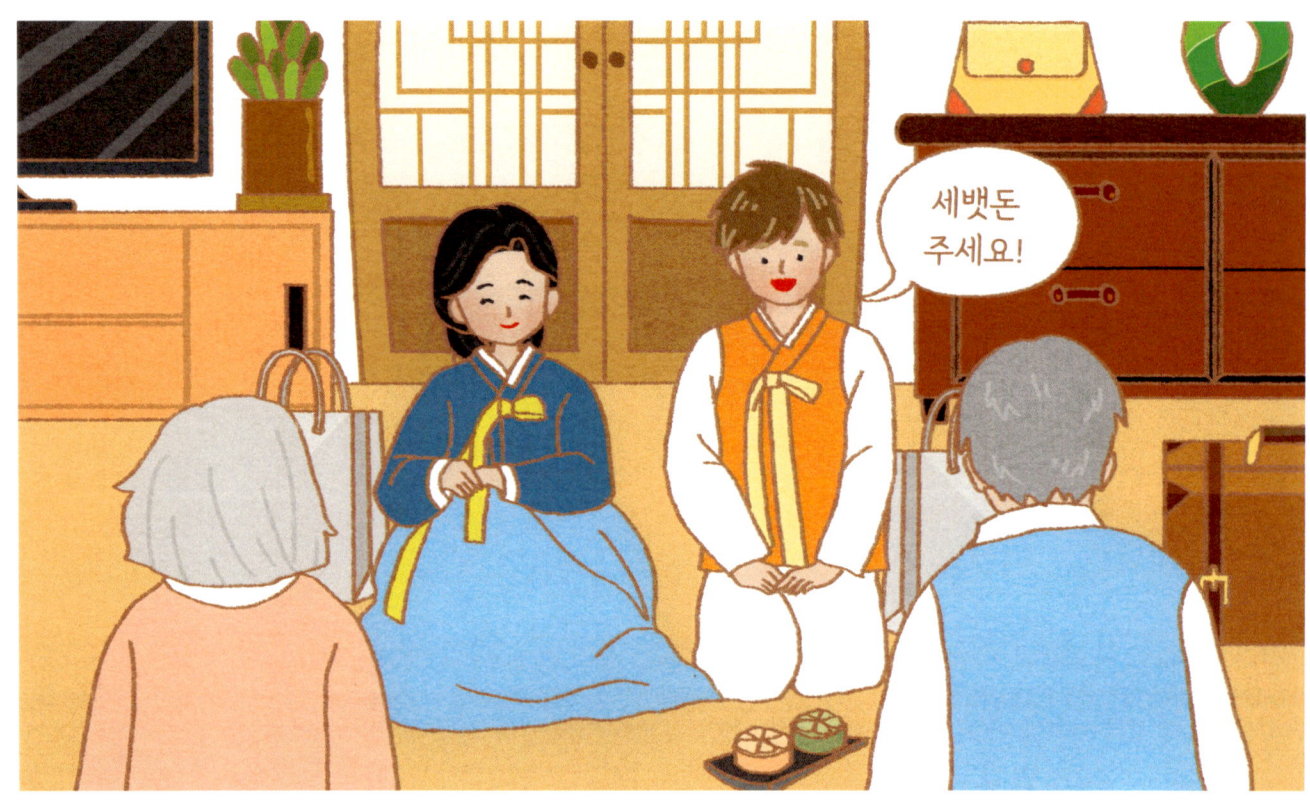

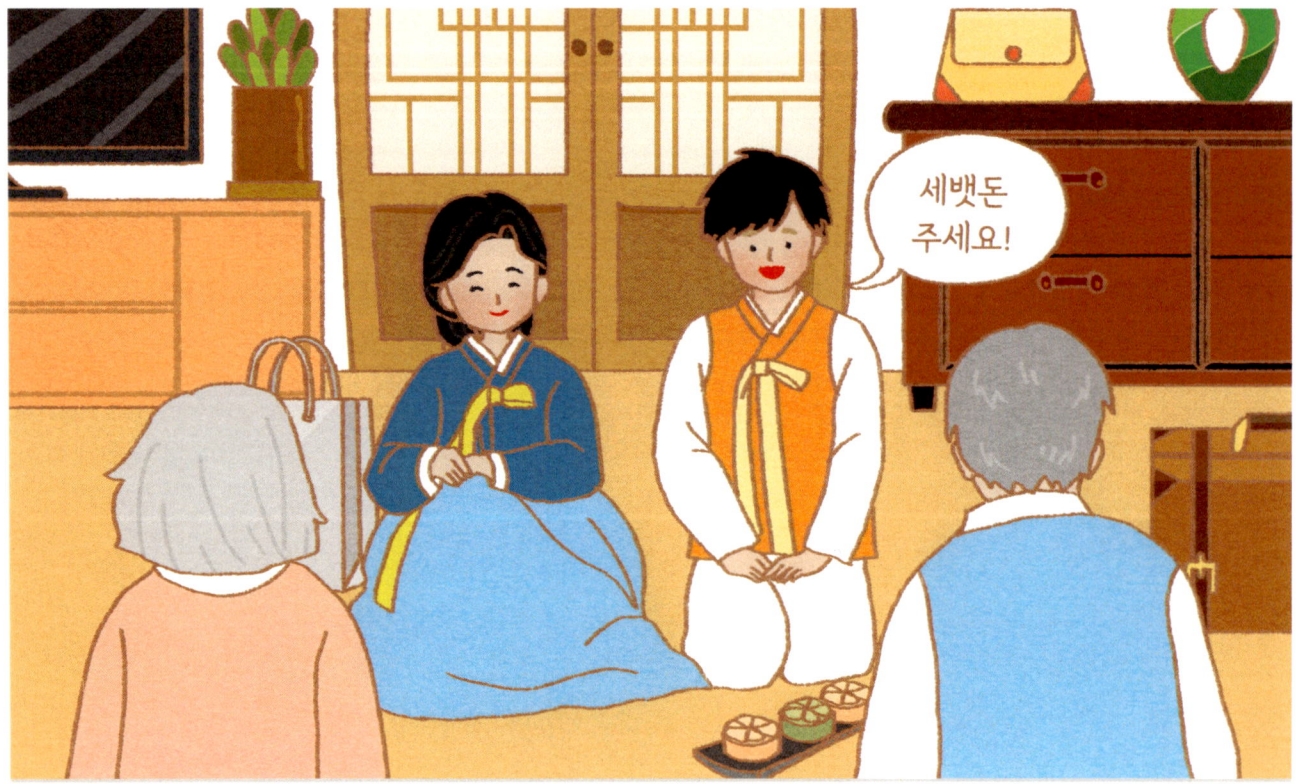

크리스마스 전날

두 그림의 다른 부분 5곳을 찾아 동그라미 해보세요.

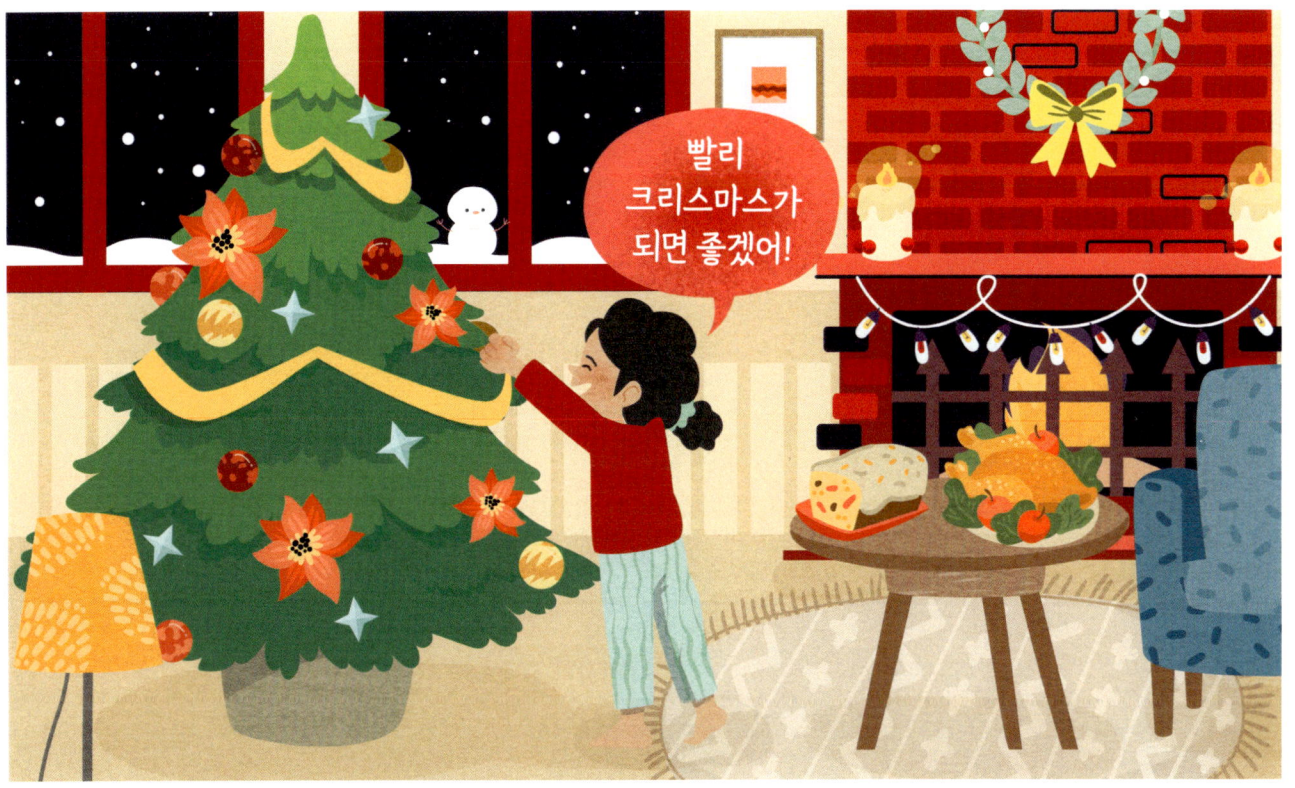

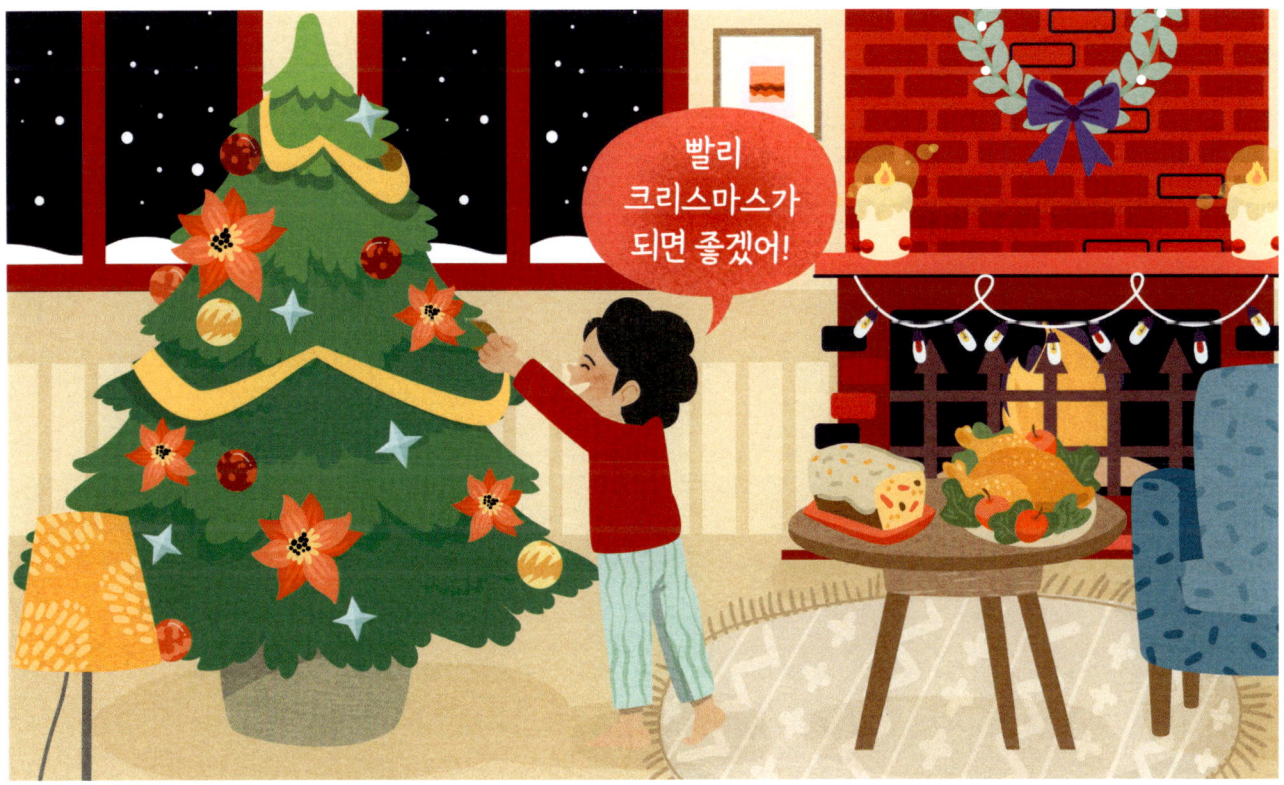

가족사진

두 그림의 다른 부분 5곳을 찾아 동그라미 해보세요.

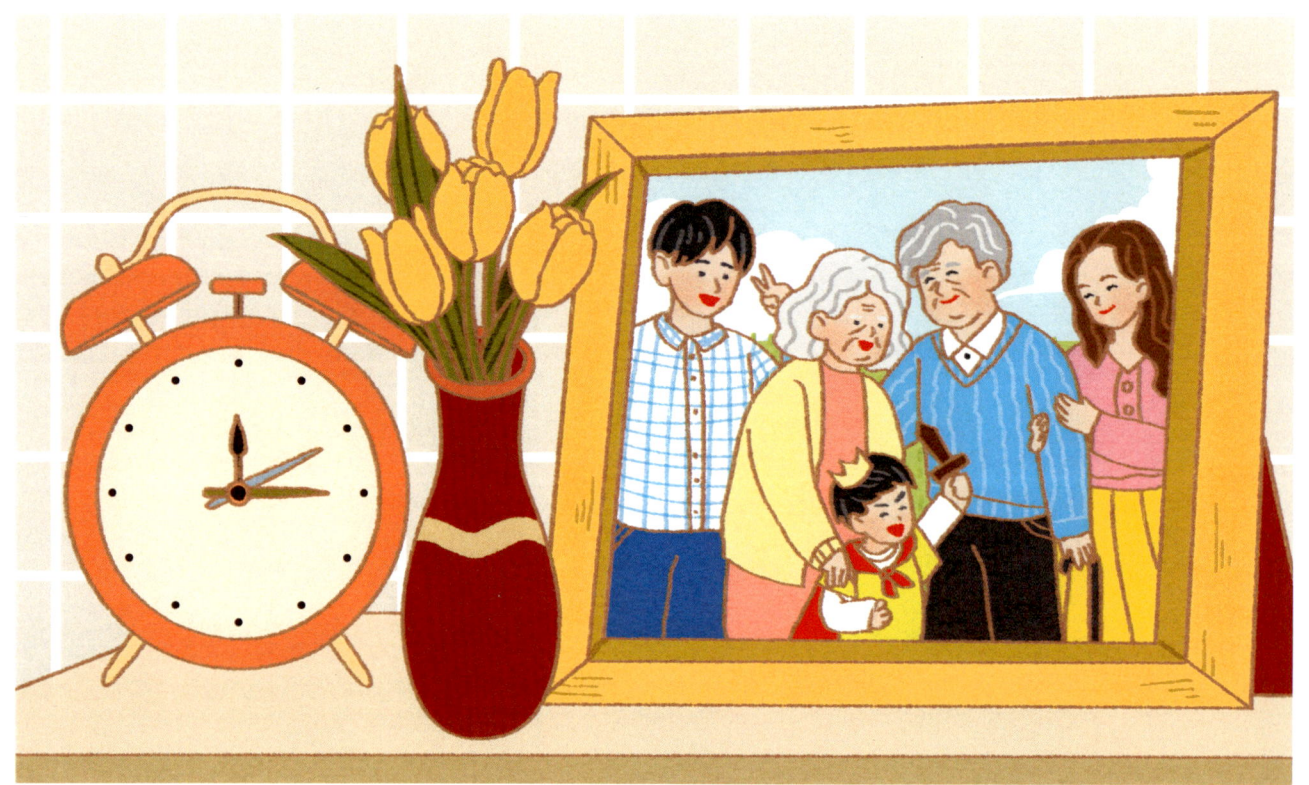

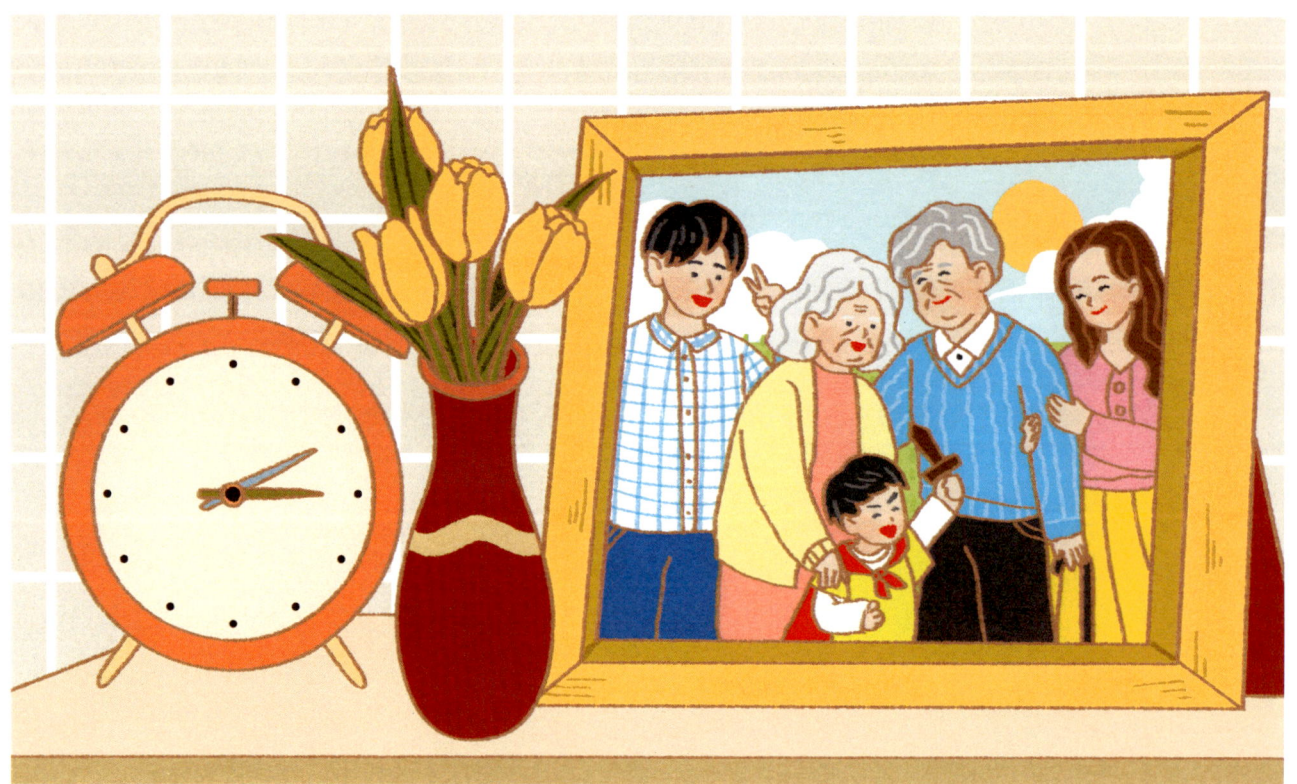

즐거운 수영장

두 그림의 다른 부분 5곳을 찾아 동그라미 해보세요.

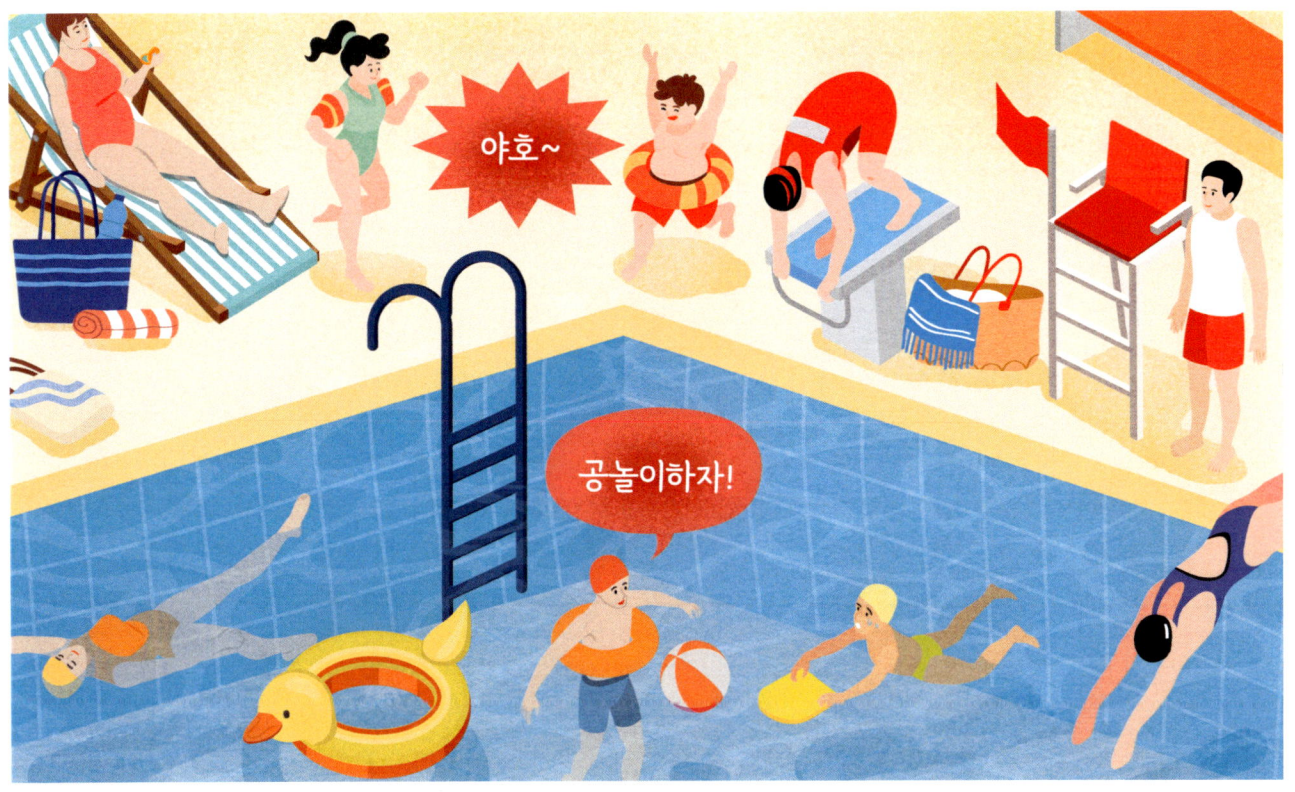

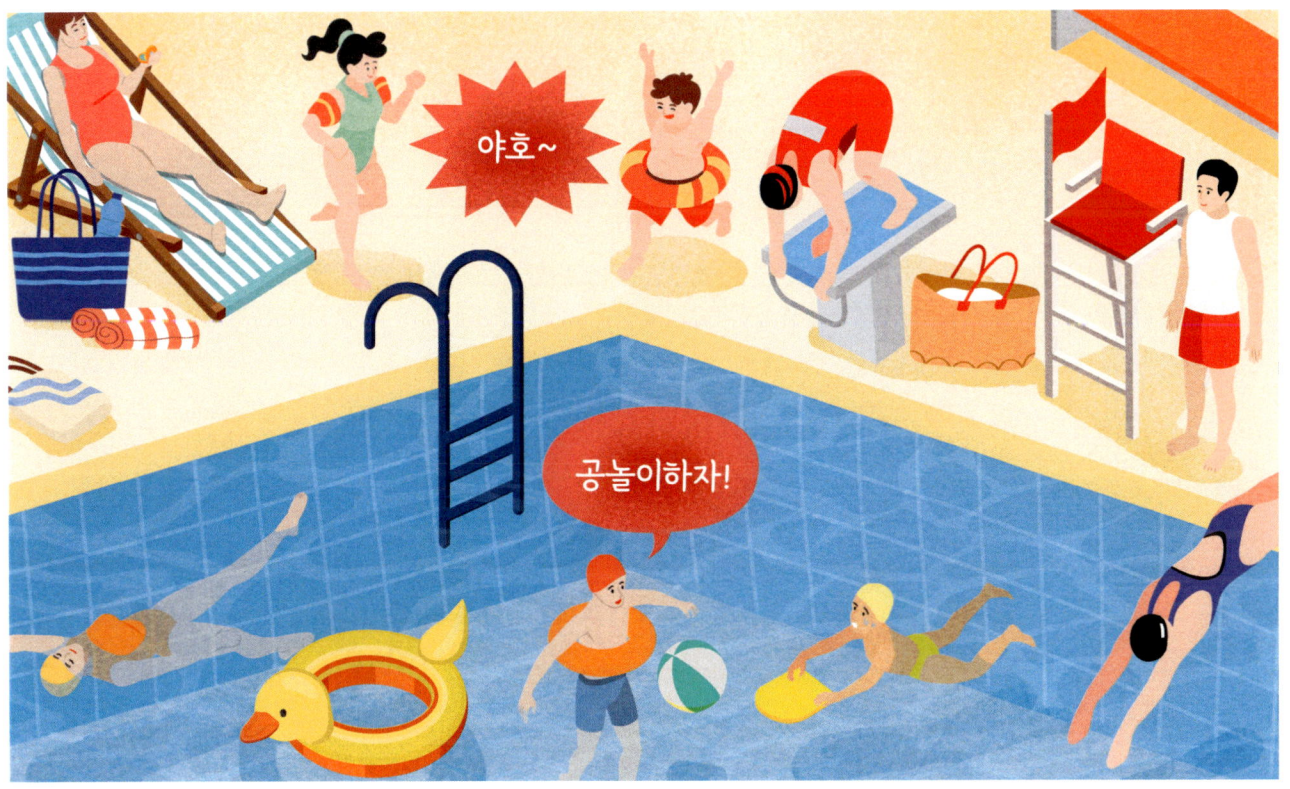

뿌듯한 자원봉사

두 그림의 다른 부분 5곳을 찾아 동그라미 해보세요.

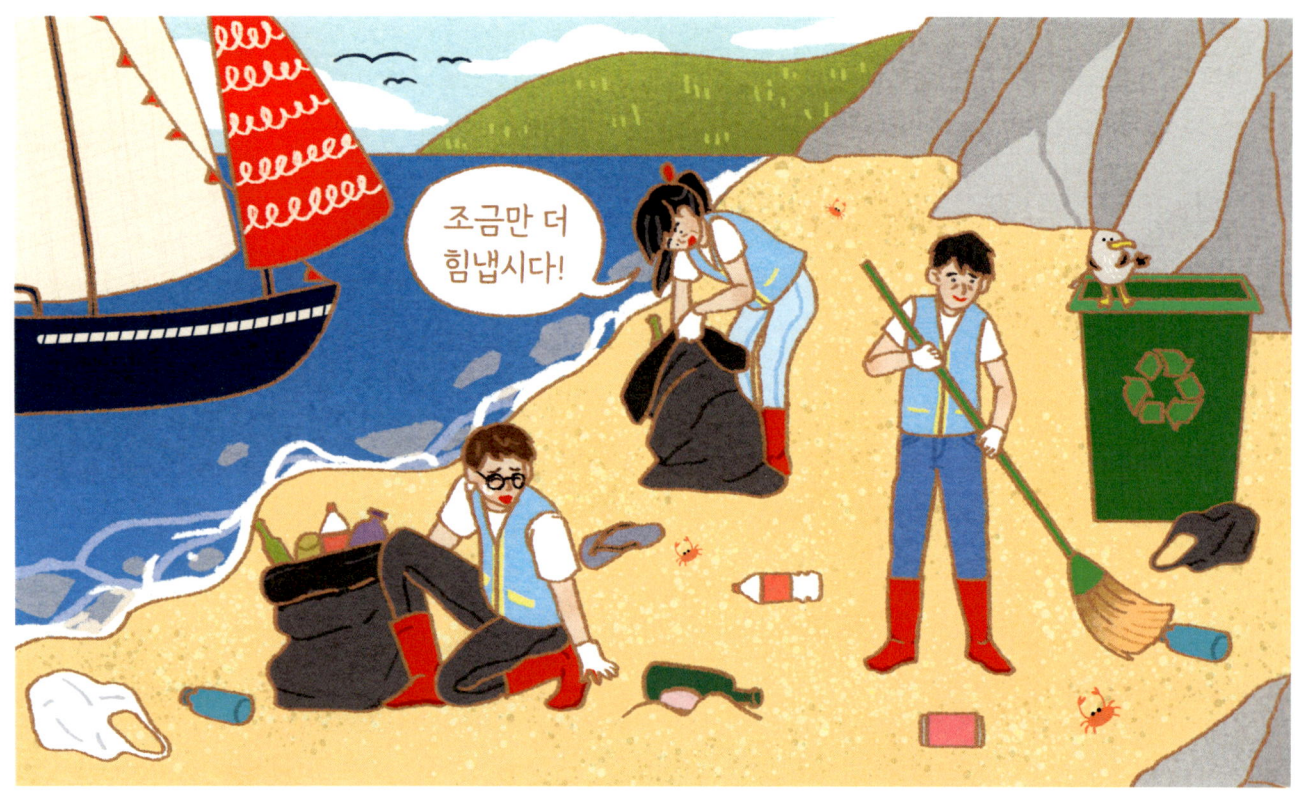

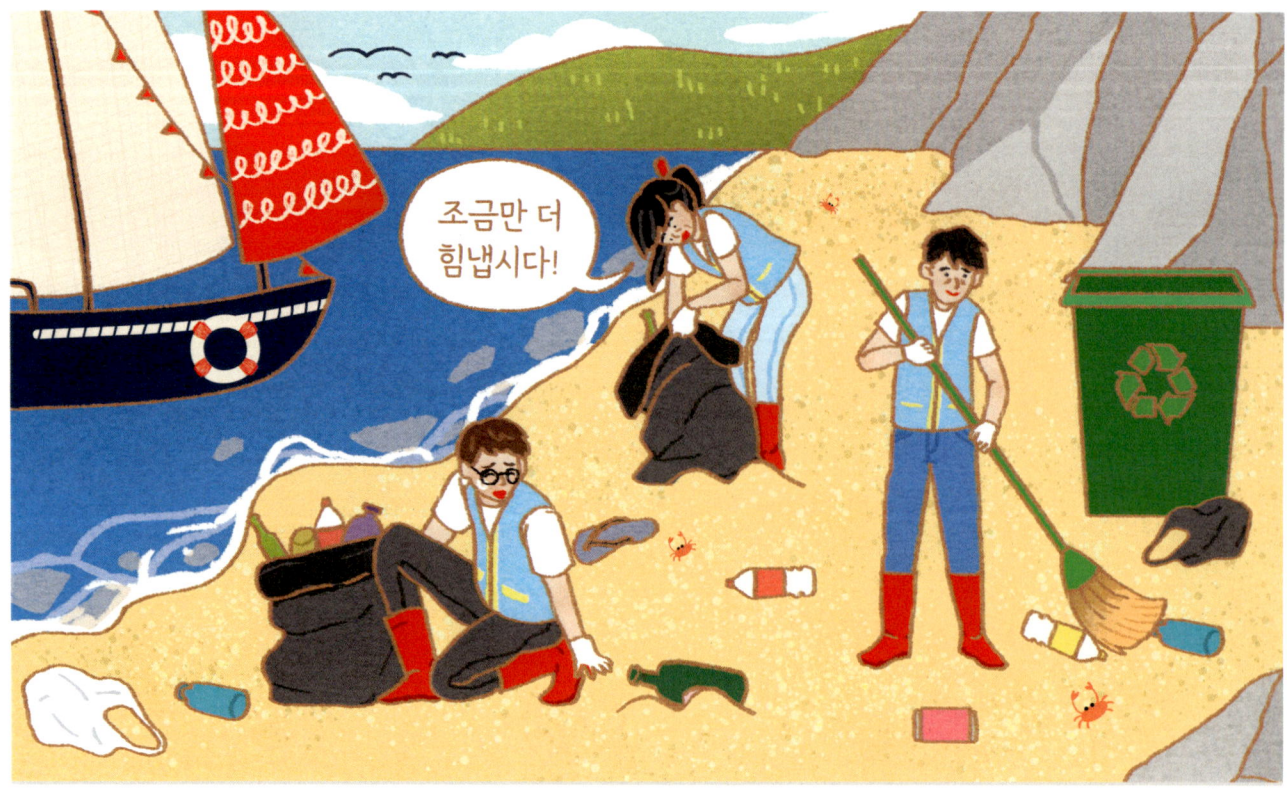

불꽃놀이

두 그림의 다른 부분 5곳을 찾아 동그라미 해보세요.

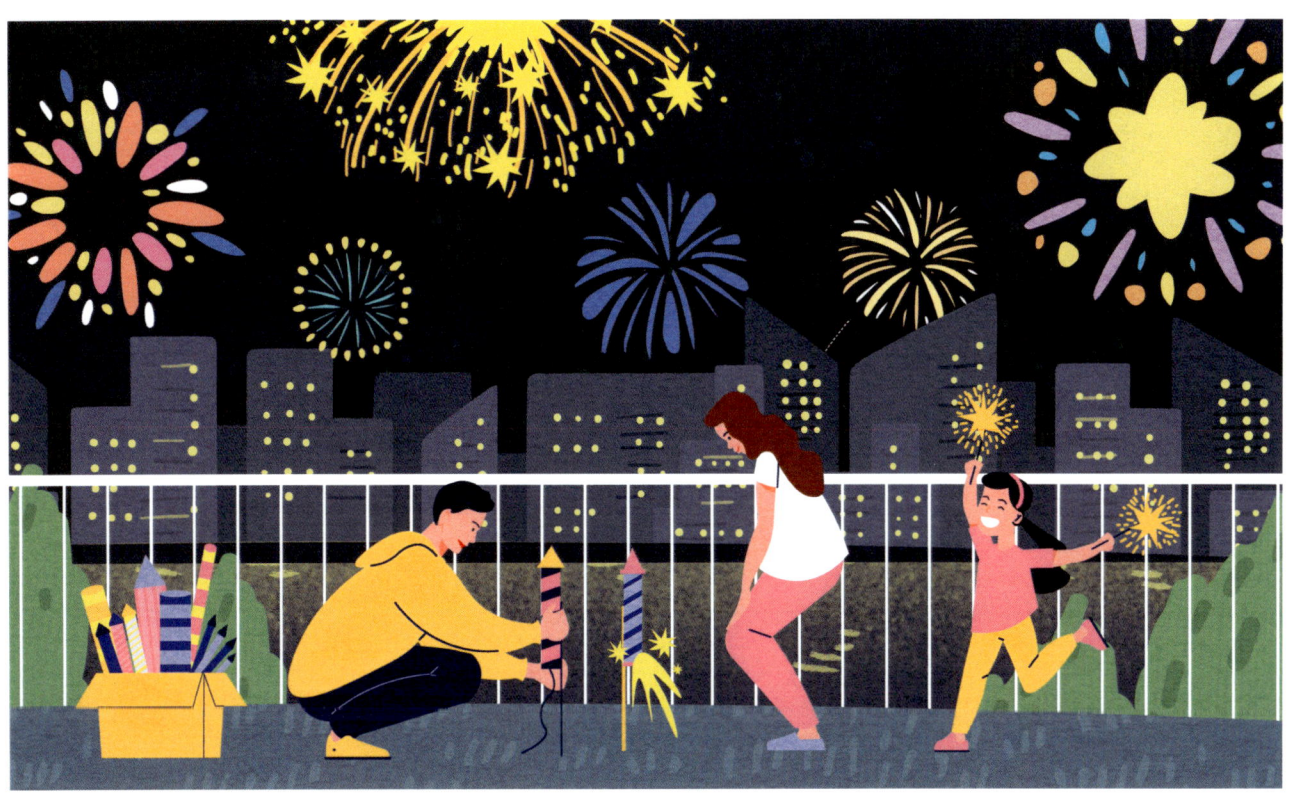

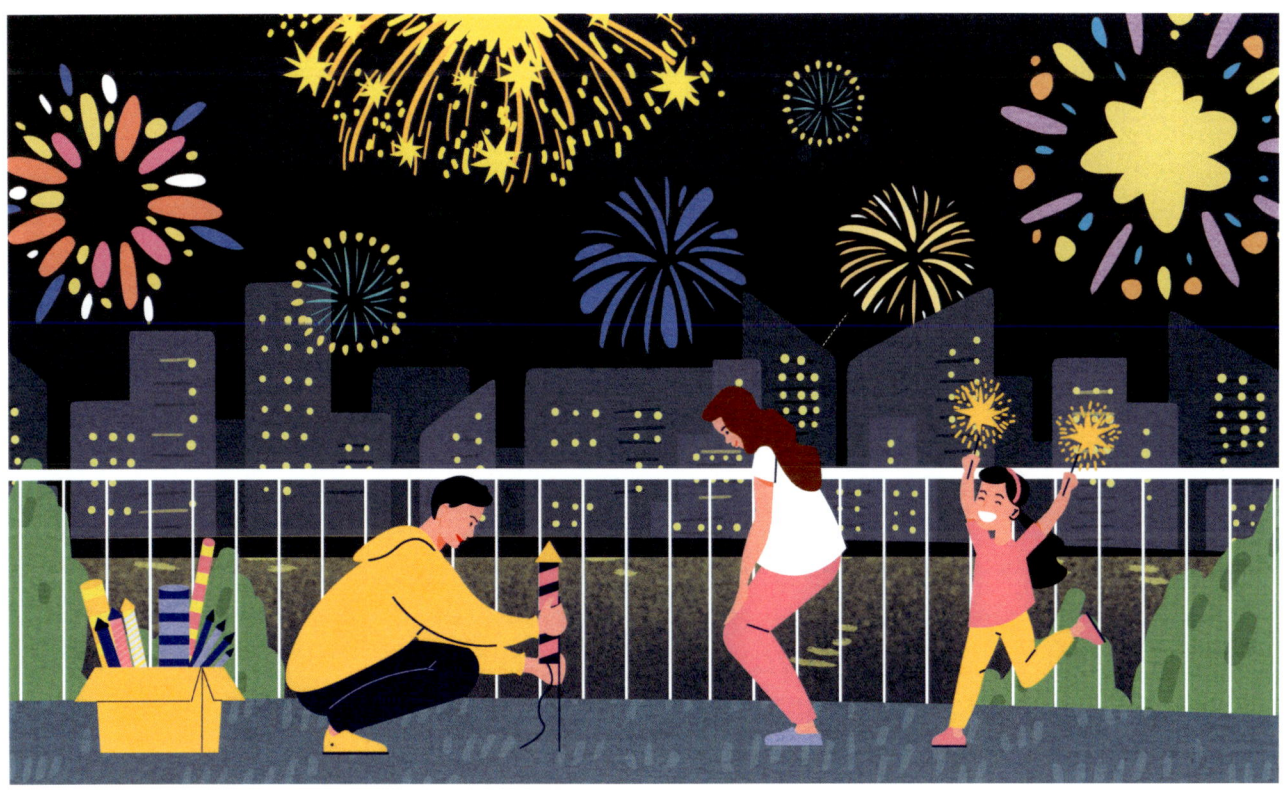

다슬기 잡기

두 그림의 다른 부분 5곳을 찾아 동그라미 해보세요.

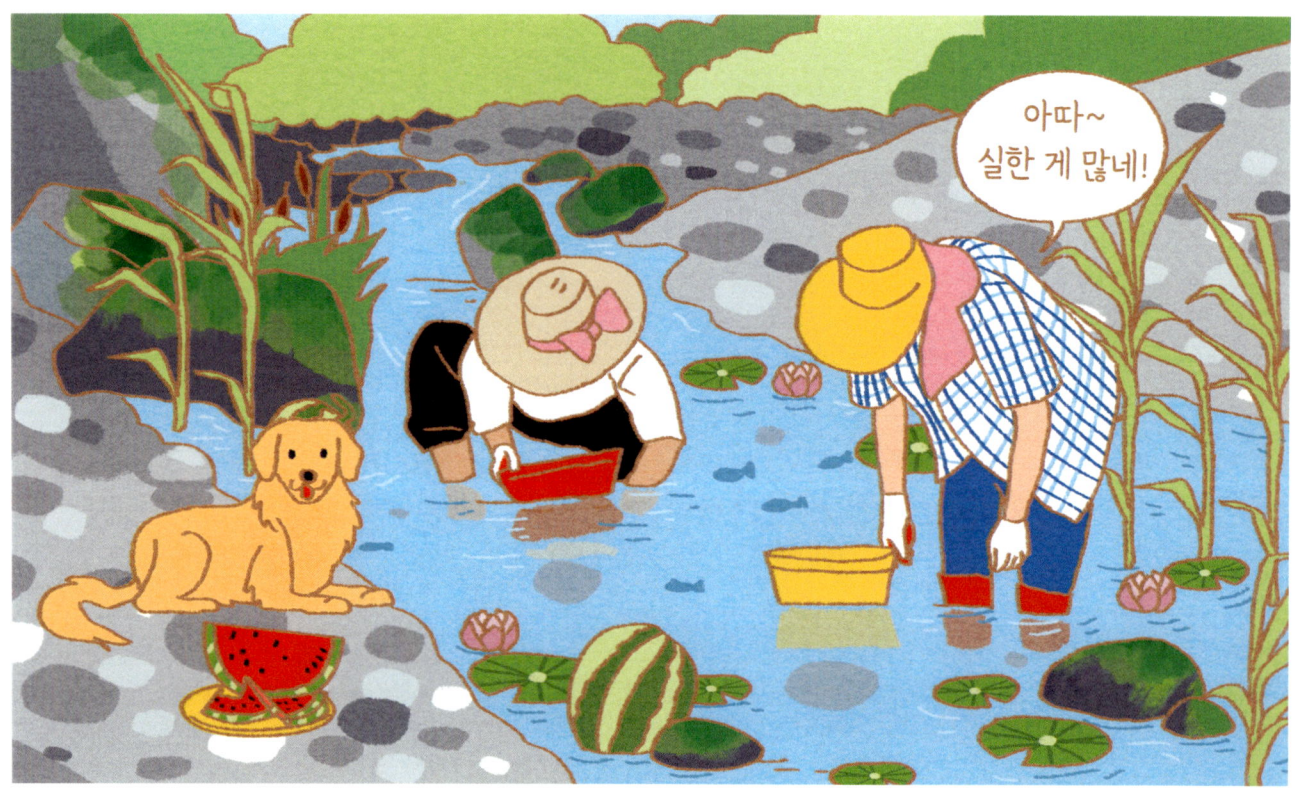

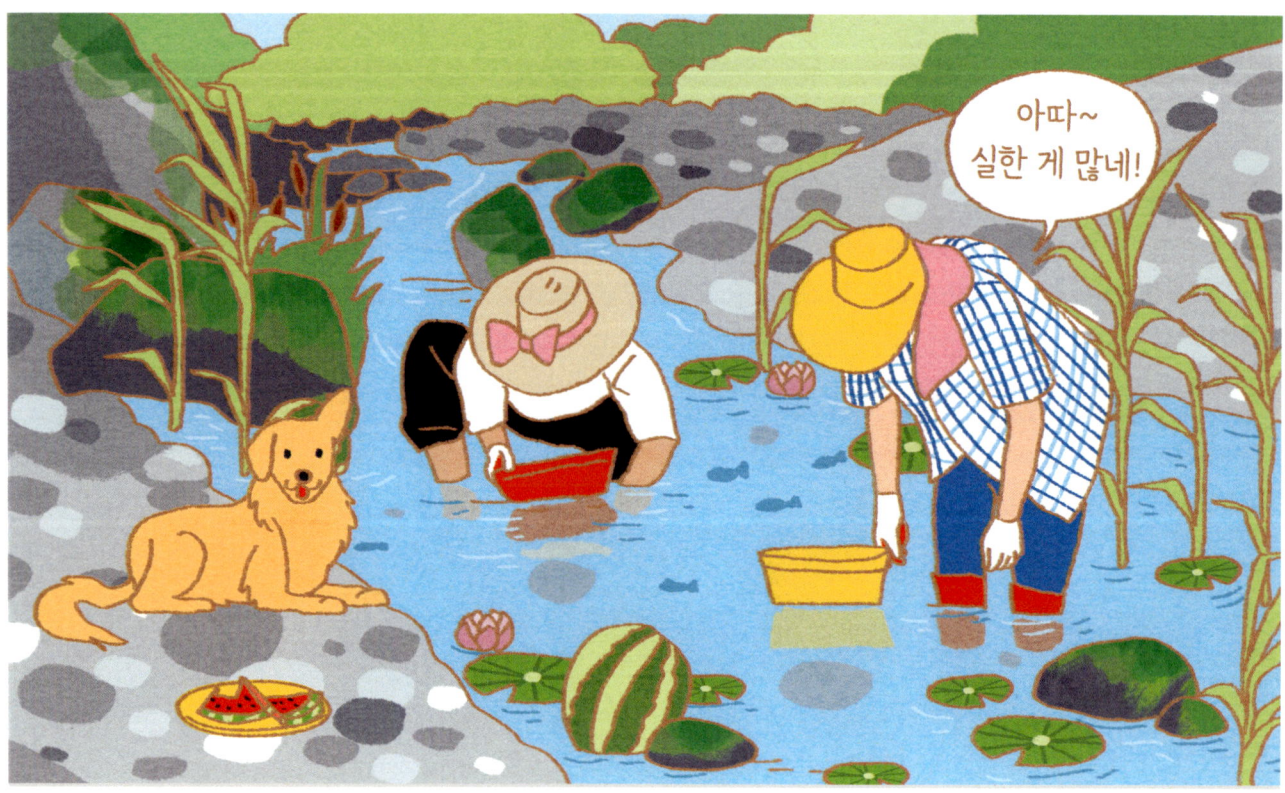

생일파티

두 그림의 다른 부분 5곳을 찾아 동그라미 해보세요.

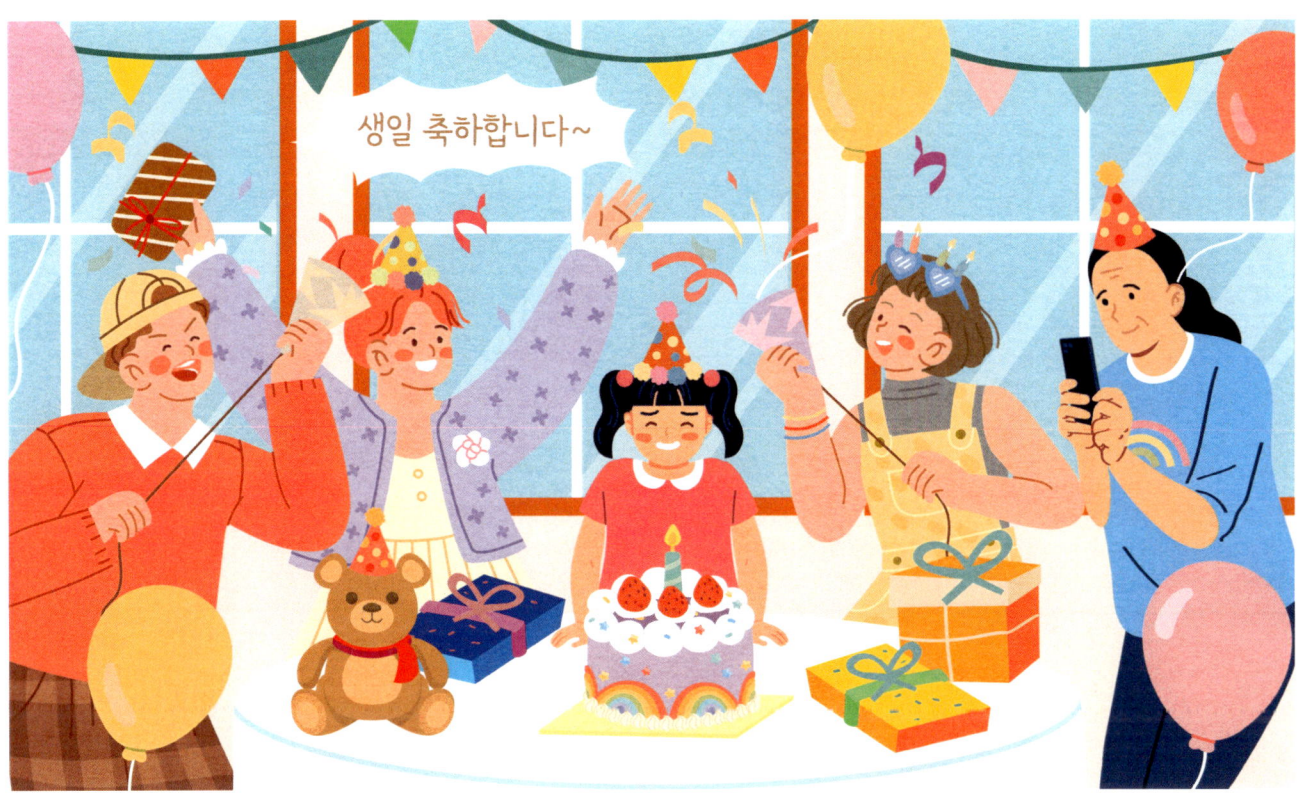

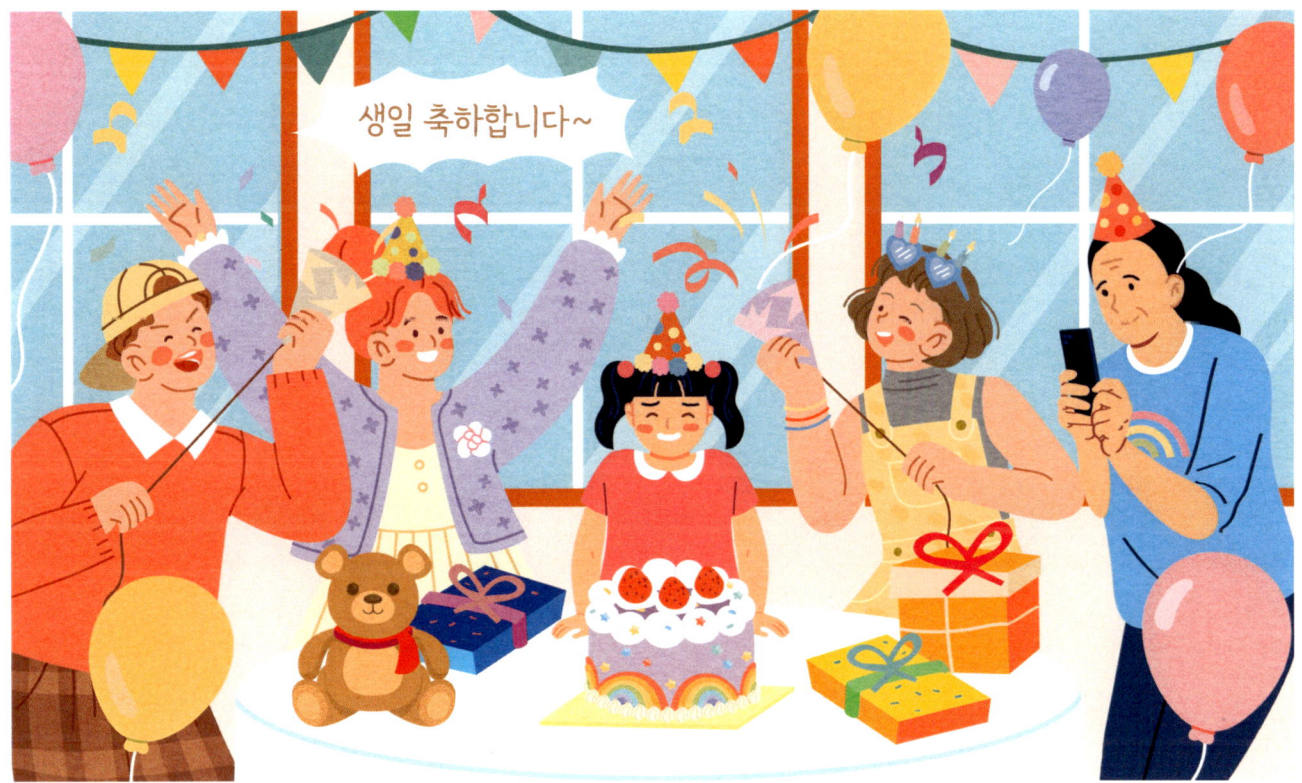

마을을 지키는 장승들

두 그림의 다른 부분 5곳을 찾아 동그라미 해보세요.

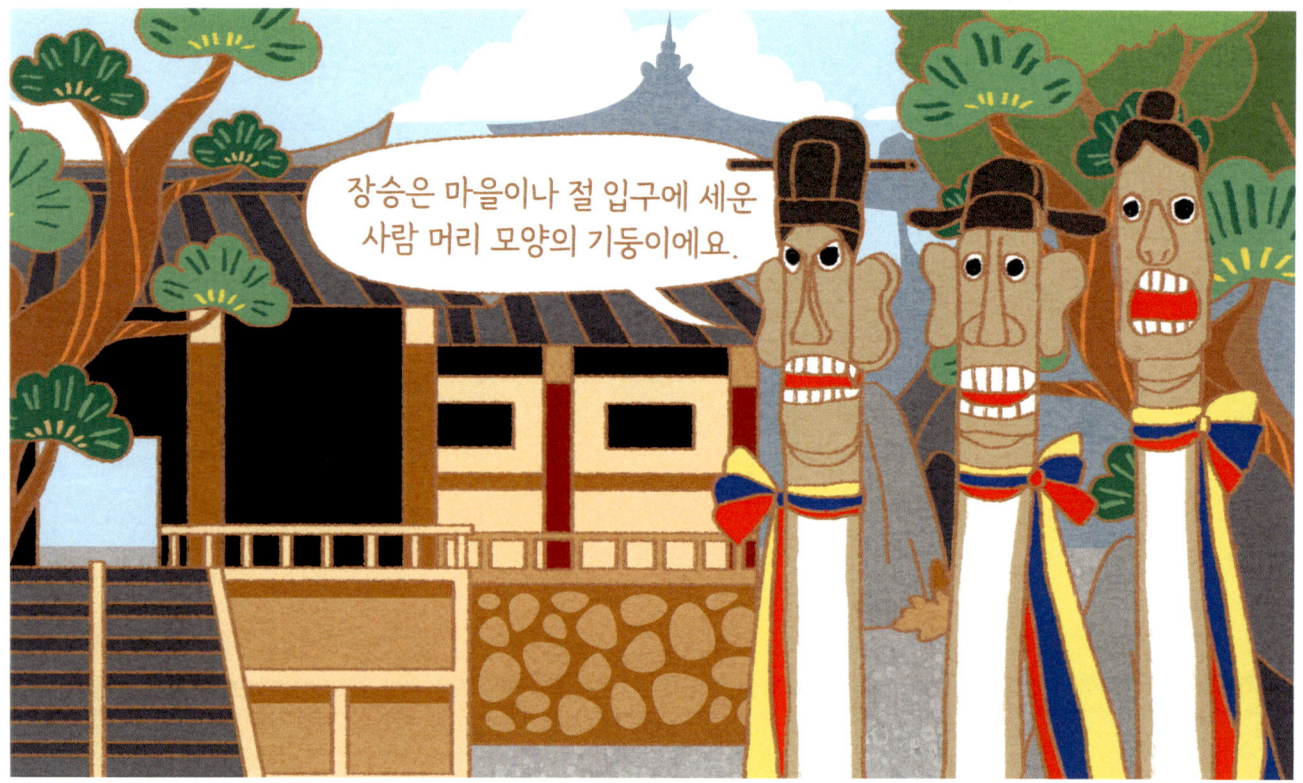

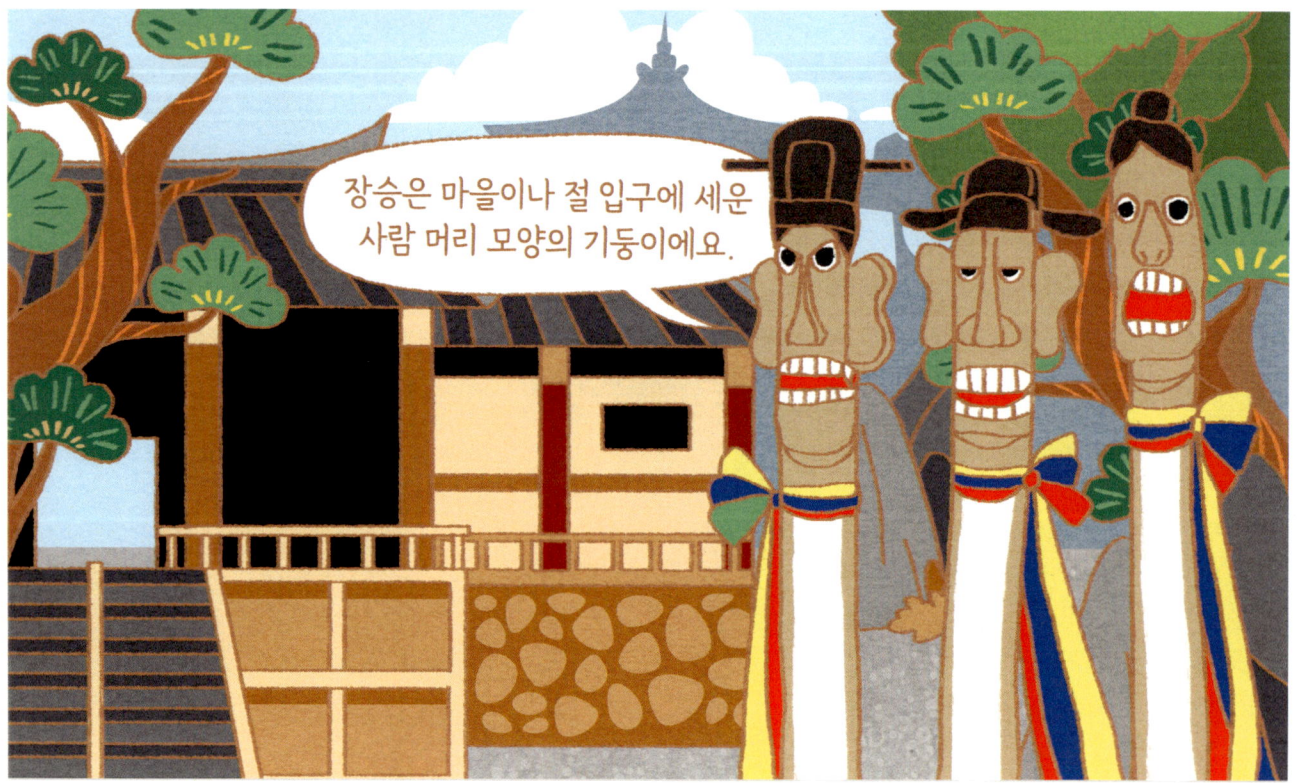

전통 혼례

두 그림의 다른 부분 5곳을 찾아 동그라미 해보세요.

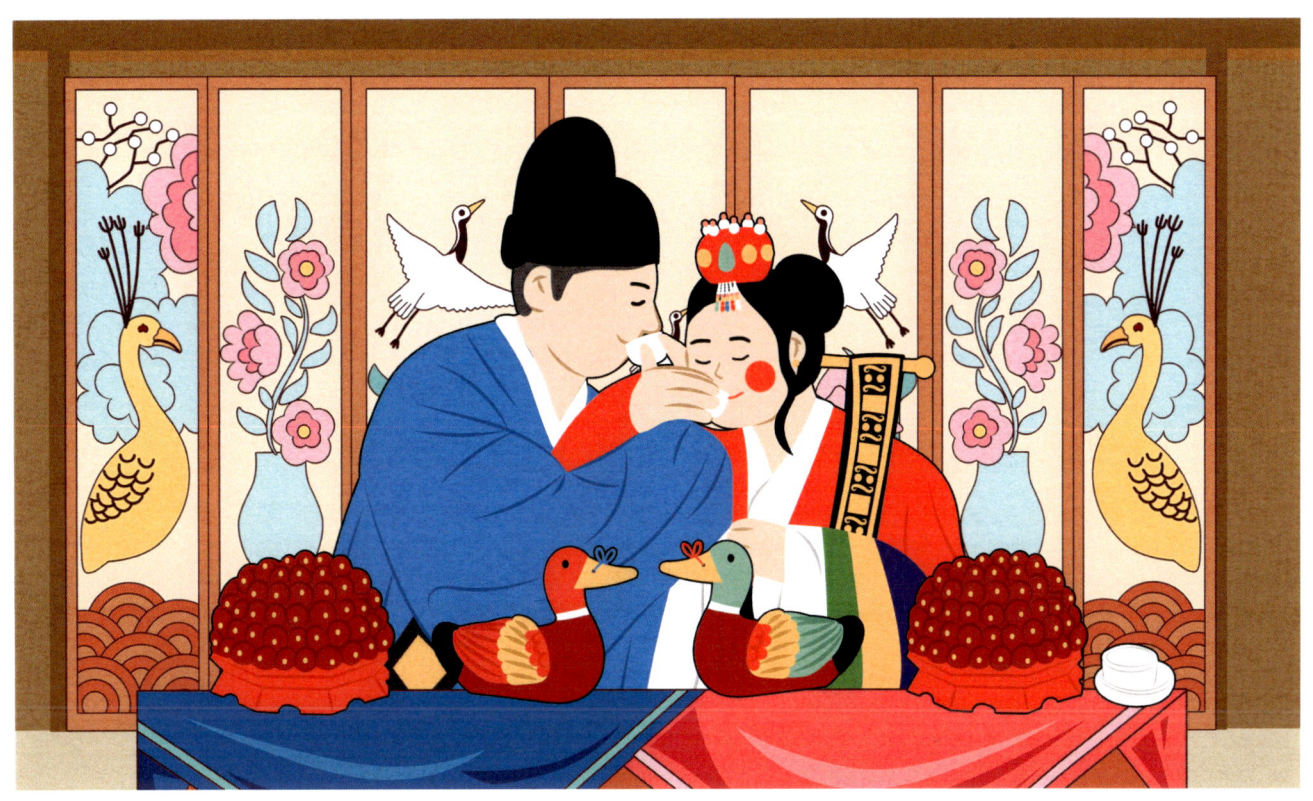

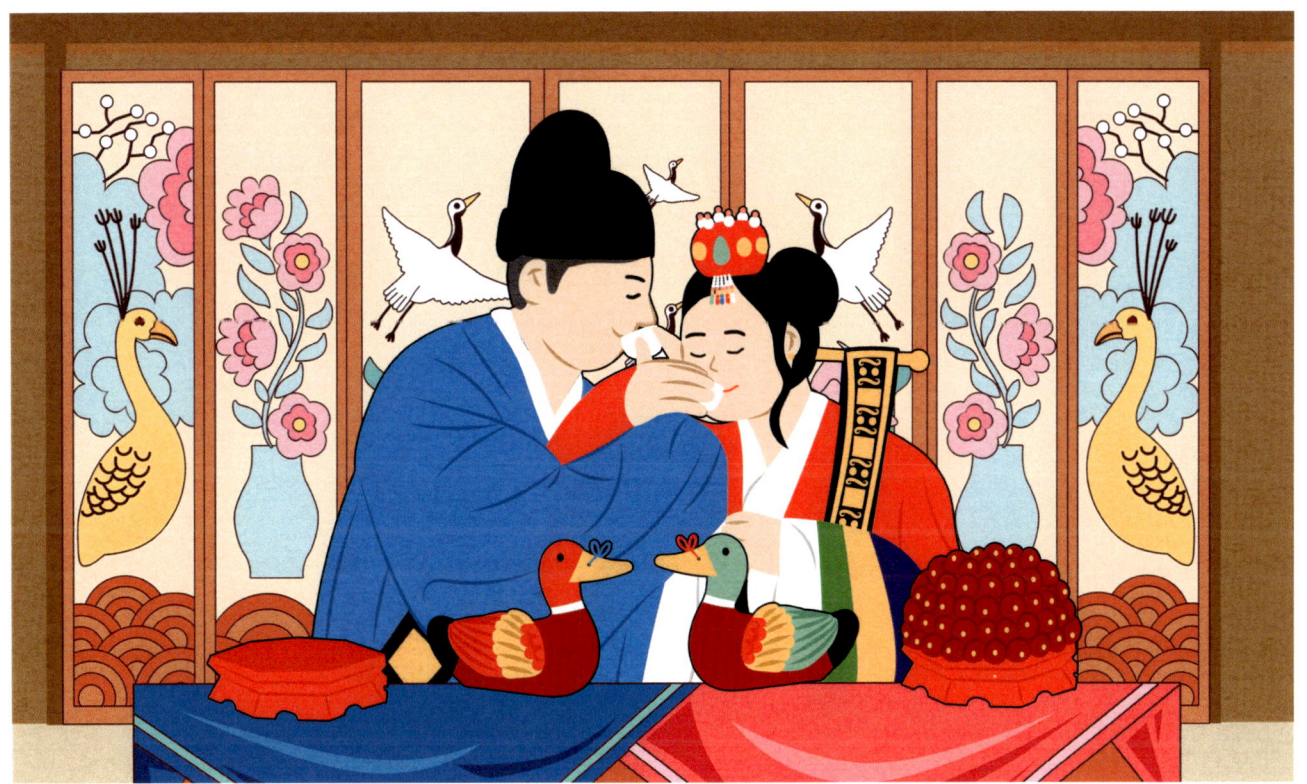

신나는 눈썰매 타기

두 그림의 다른 부분 5곳을 찾아 동그라미 해보세요.

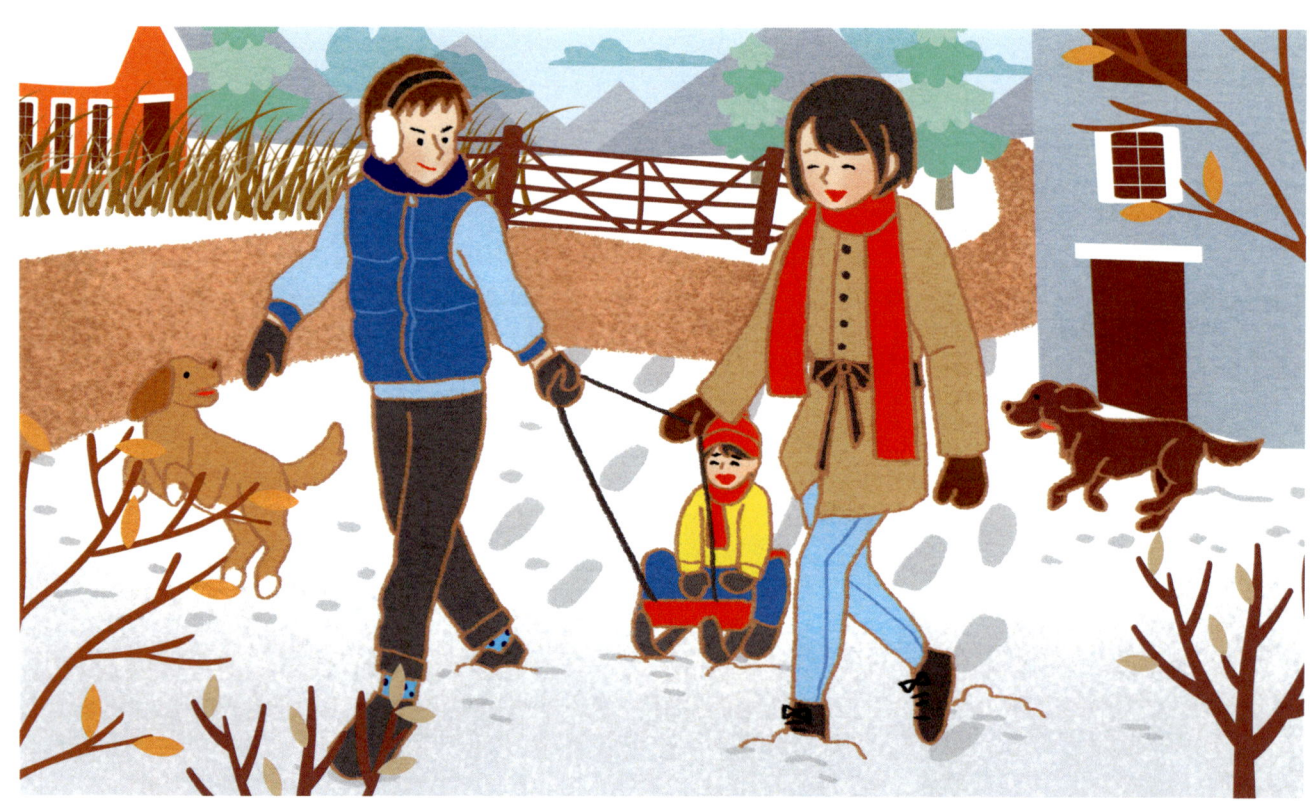

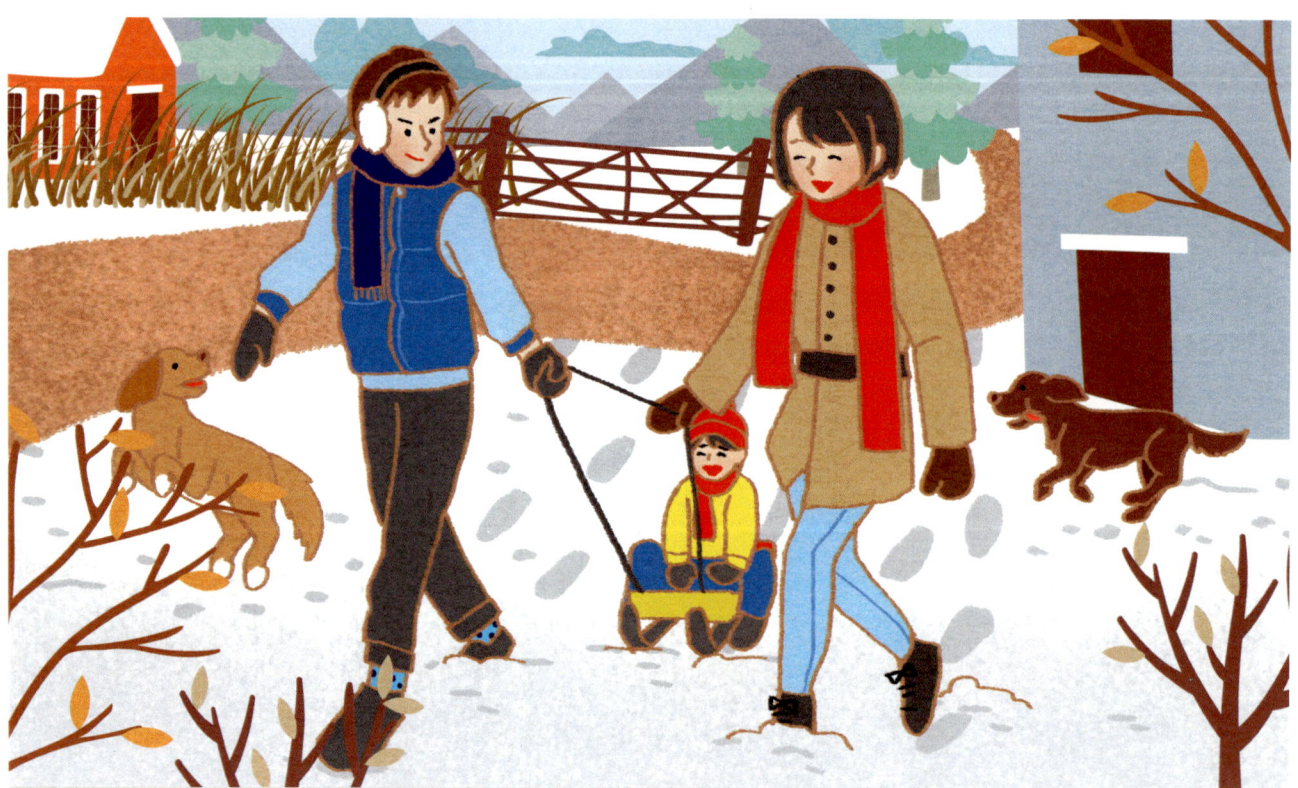

카페 풍경

두 그림의 다른 부분 5곳을 찾아 동그라미 해보세요.

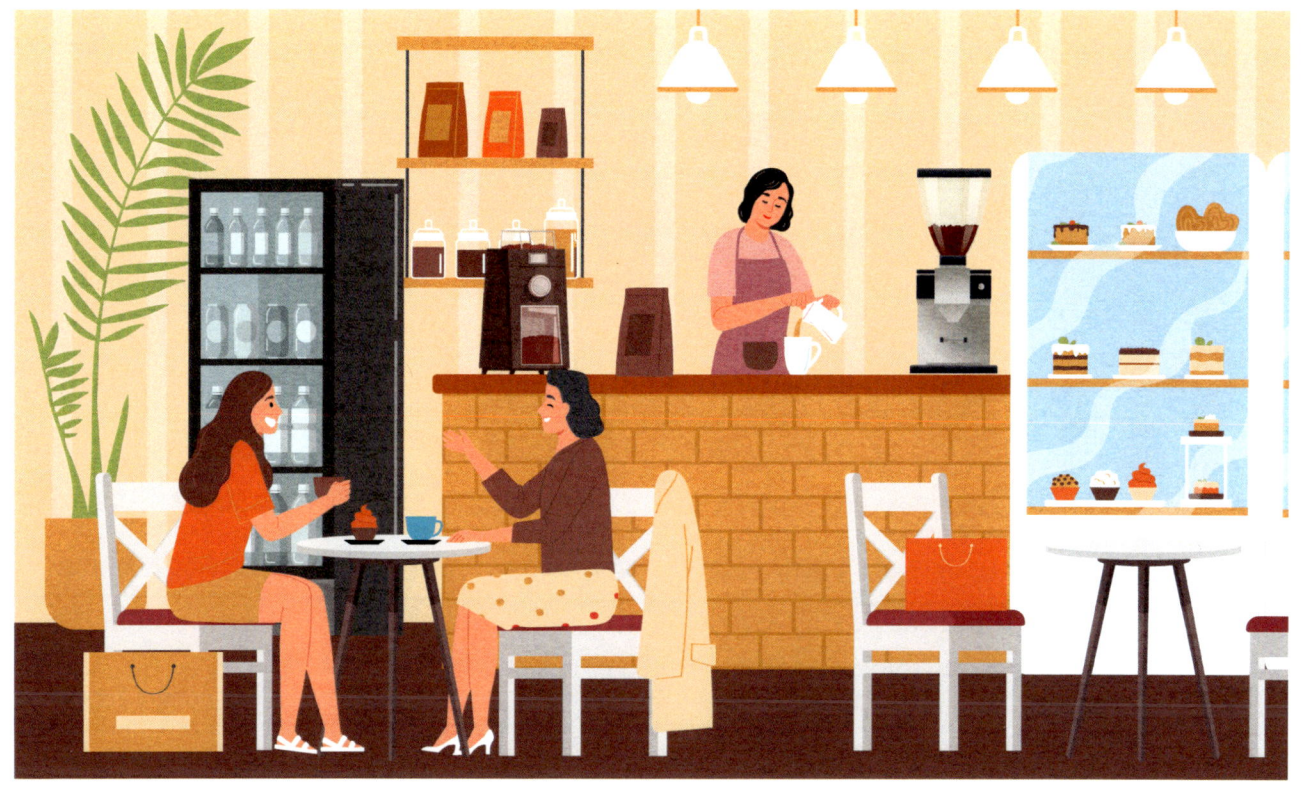

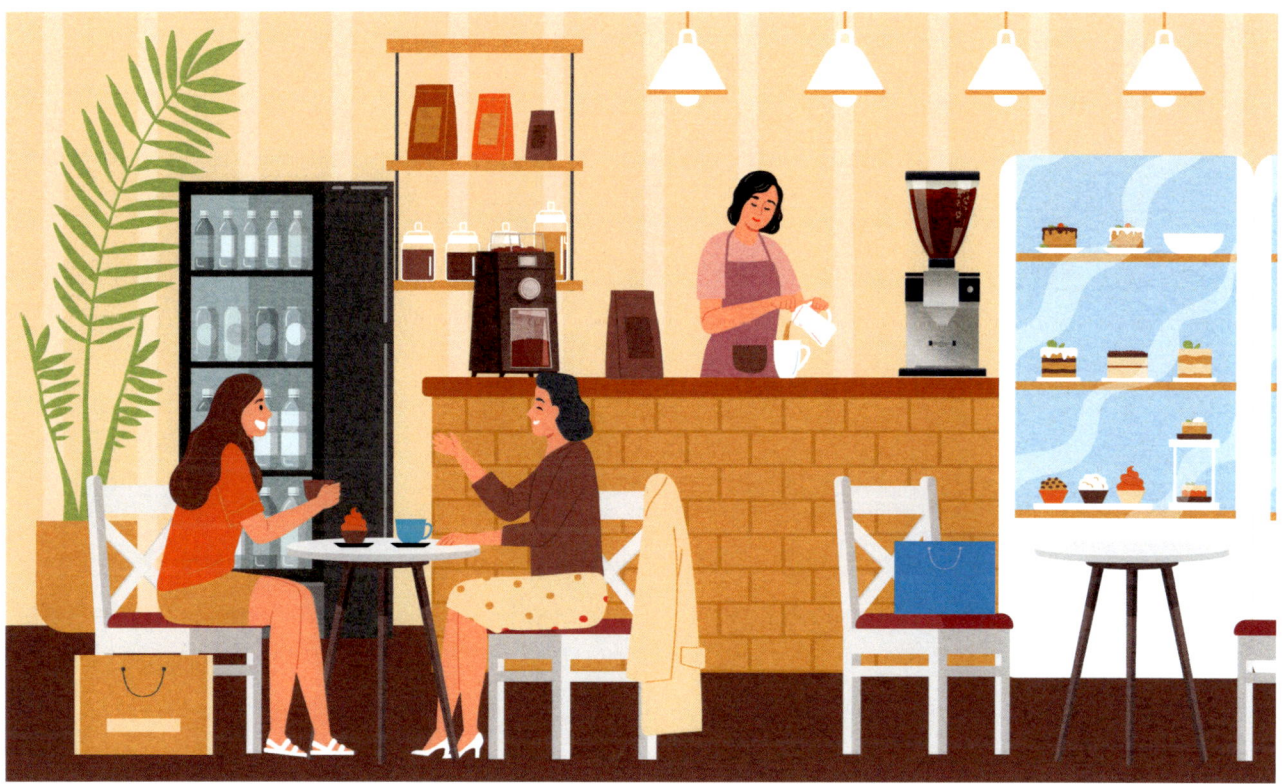

17

야외극장

두 그림의 다른 부분 5곳을 찾아 동그라미 해보세요.

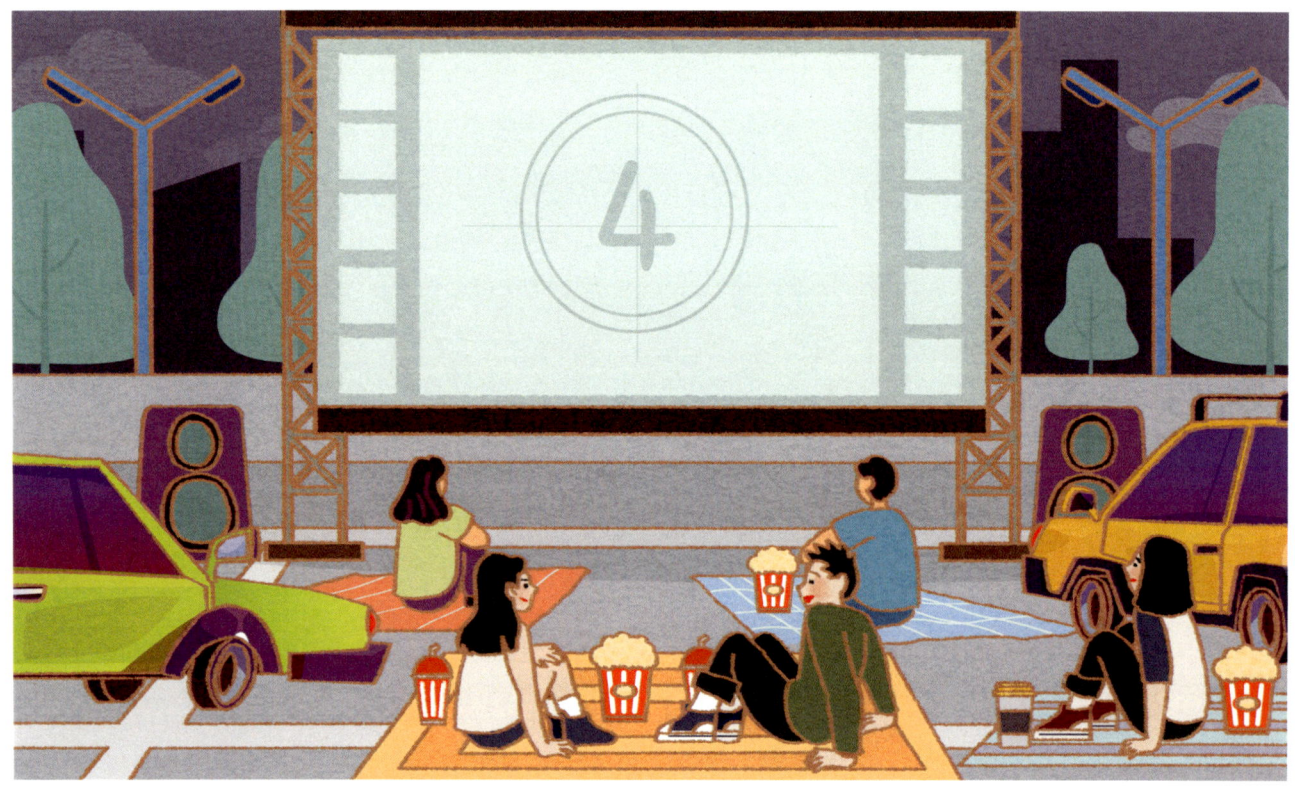

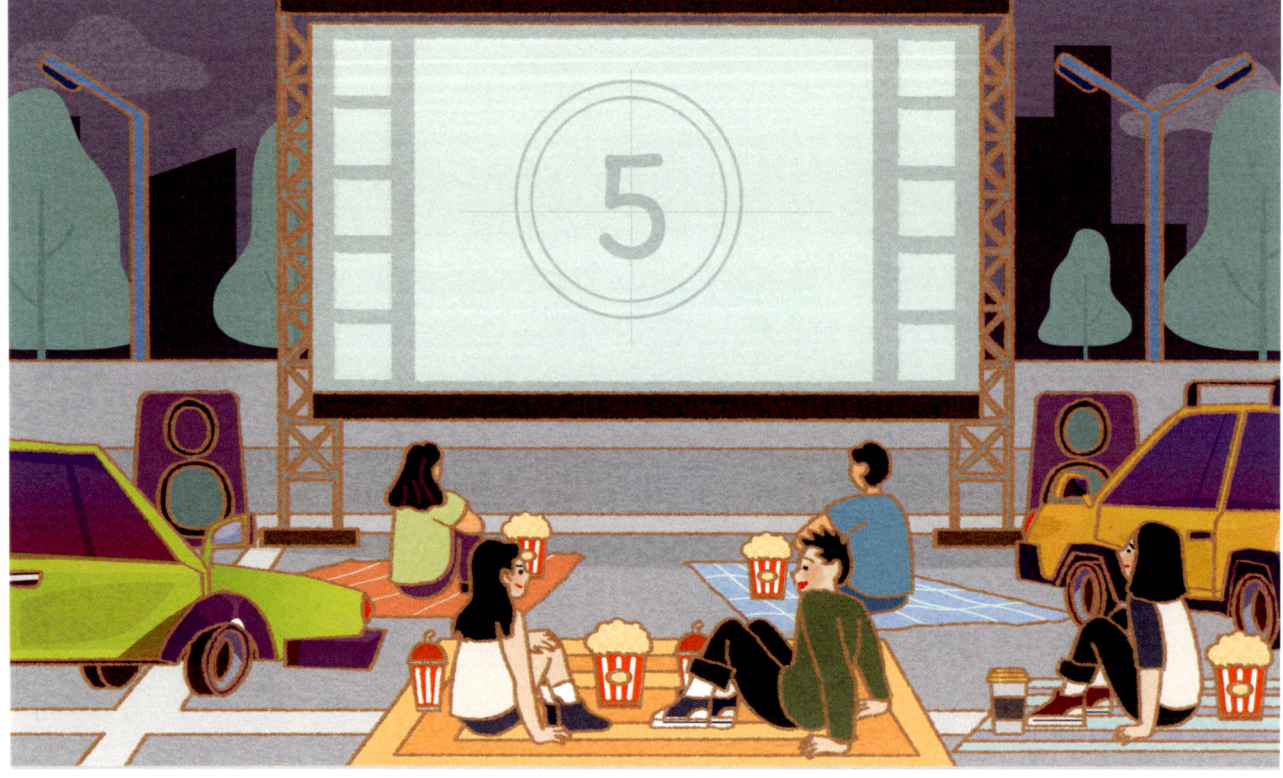

버스 정류장

두 그림의 다른 부분 5곳을 찾아 동그라미 해보세요.

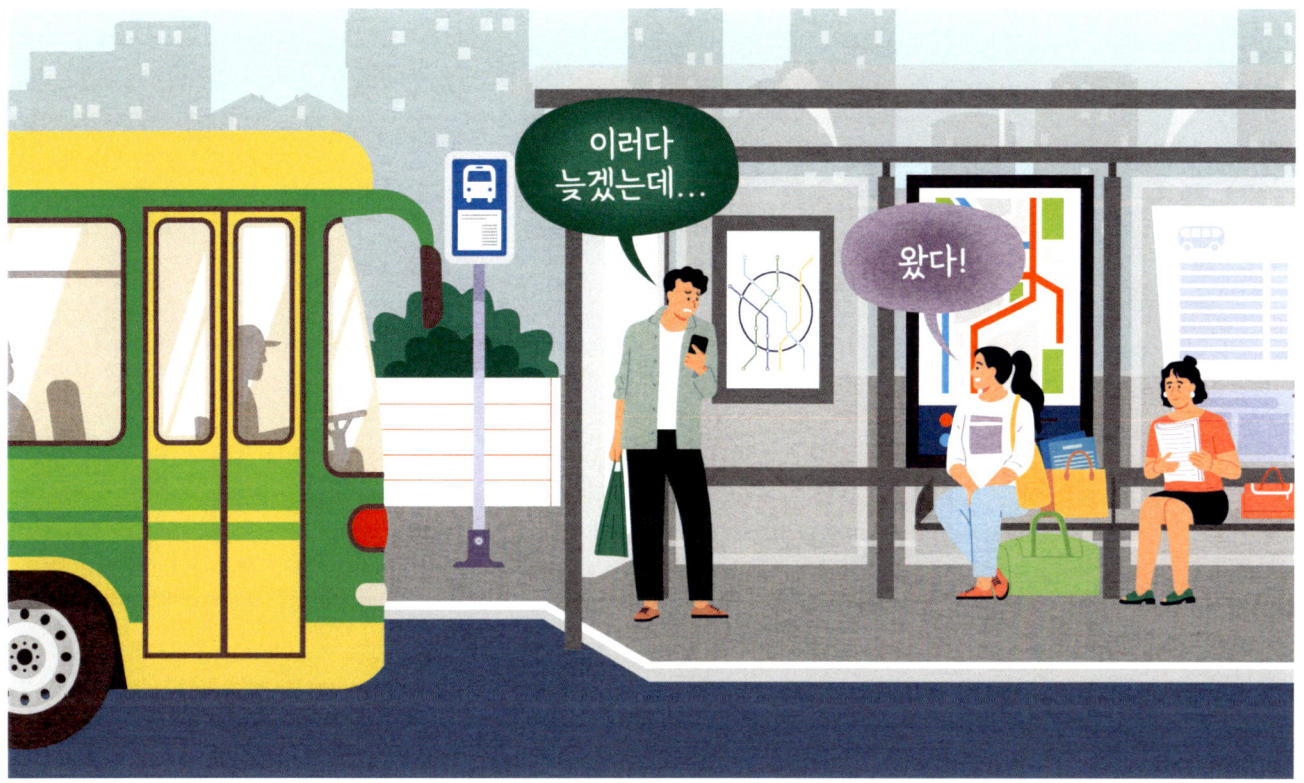

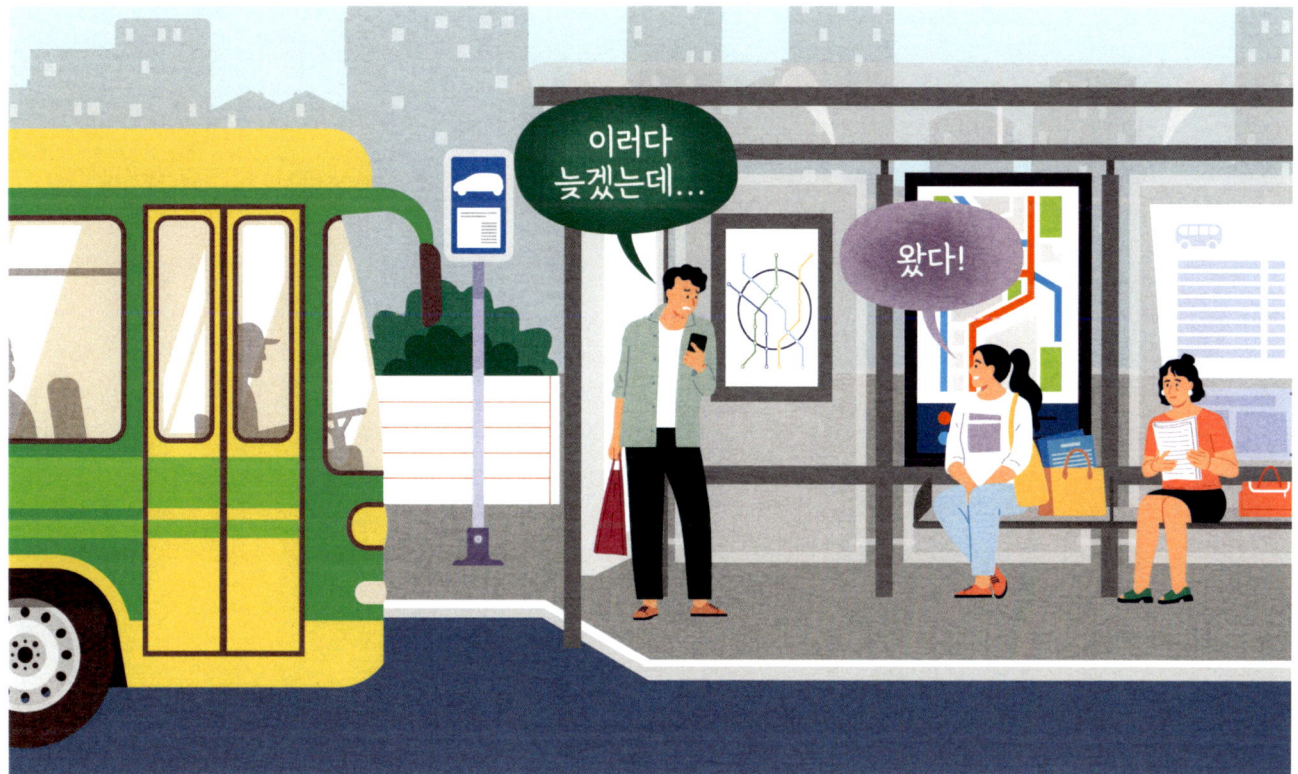

할머니의 취미

두 그림의 다른 부분 5곳을 찾아 동그라미 해보세요.

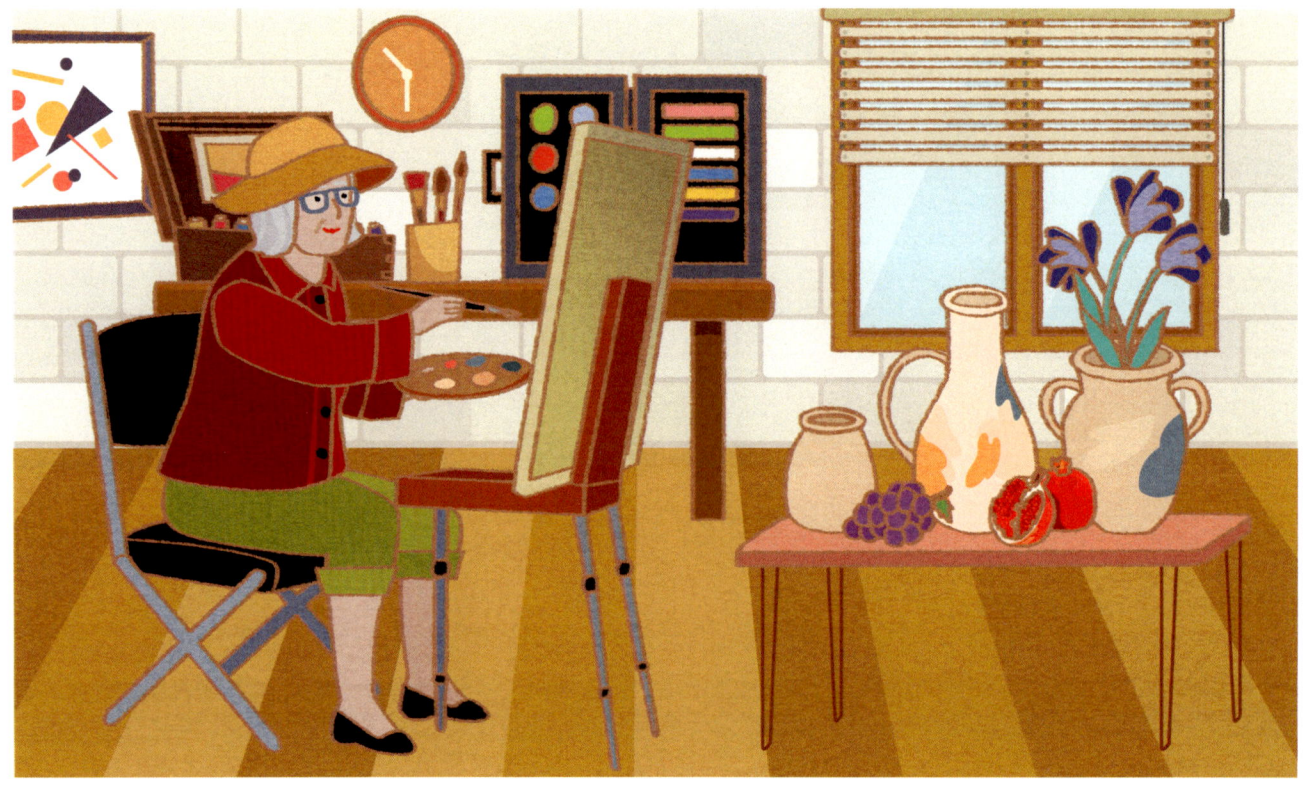

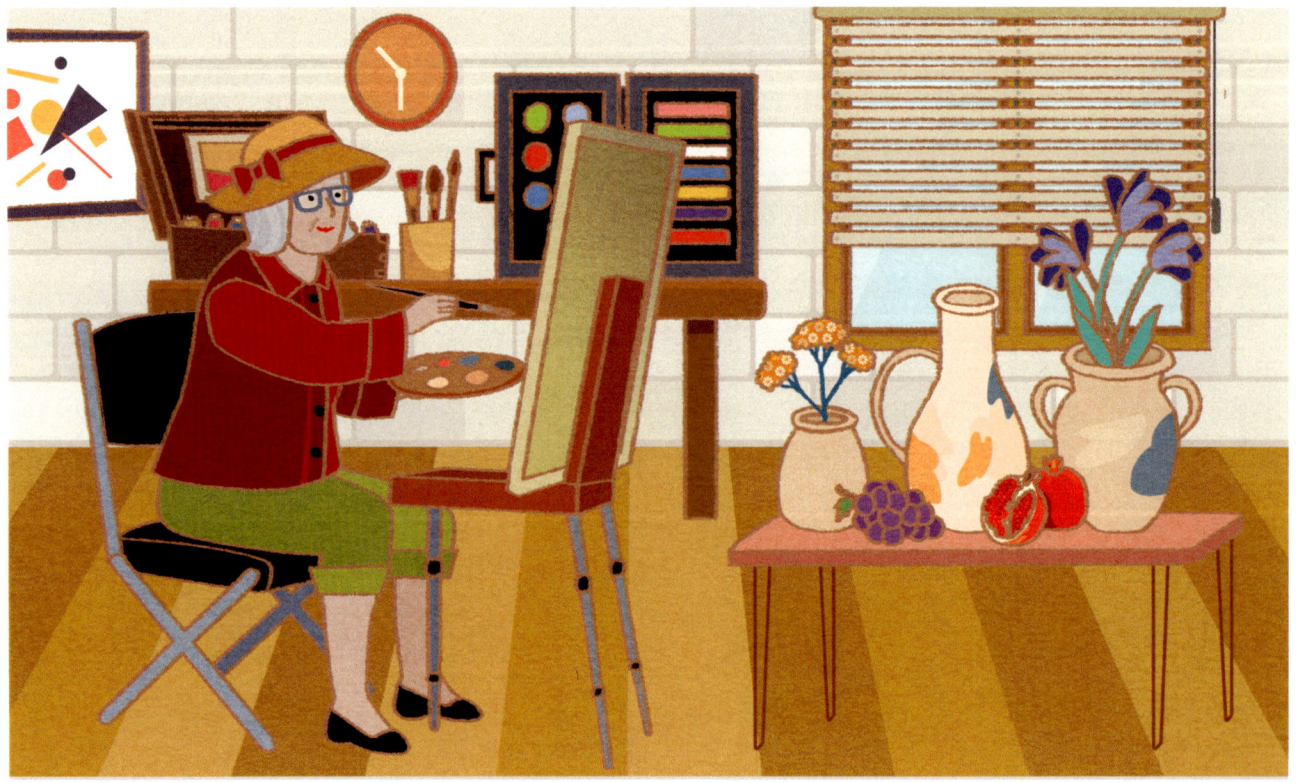

한국의 야생화 1

그림을 잘 기억하고, 다음 장으로 넘어가세요.

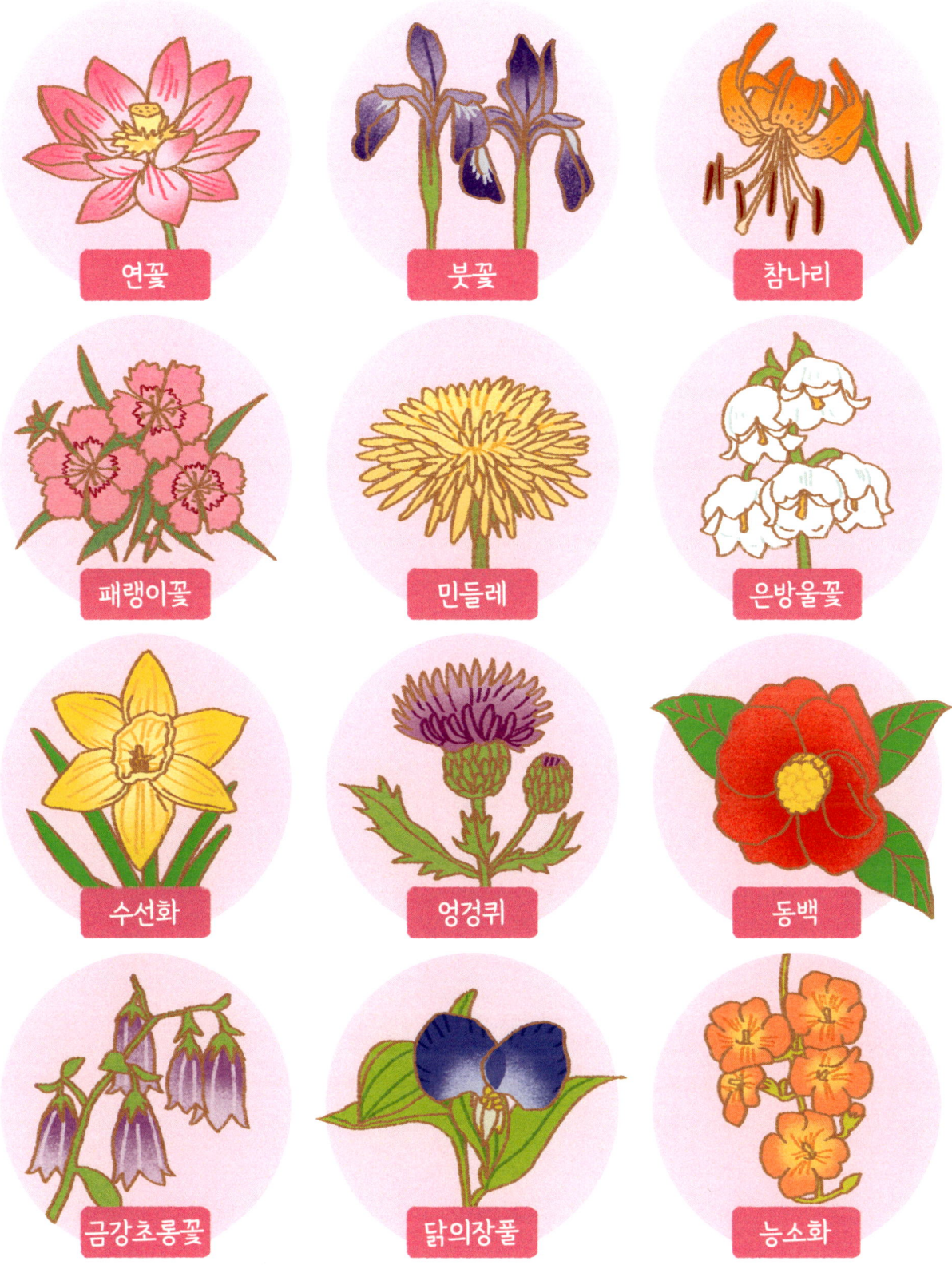

한국의 야생화 2

앞 장을 잘 기억해 보고, 바뀐 모습 3곳을 찾아 동그라미 해보세요.

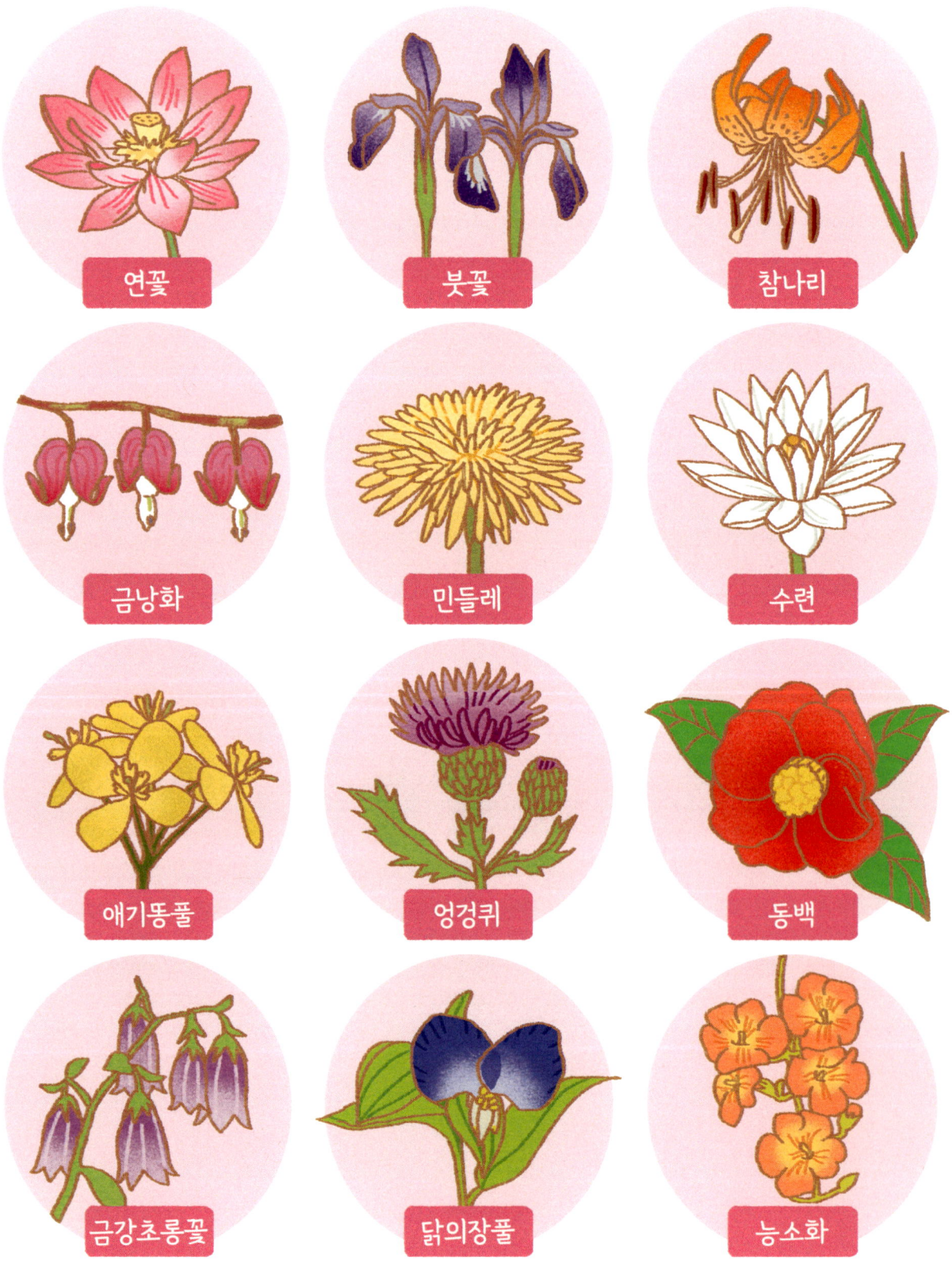

장보기

두 그림의 다른 부분 5곳을 찾아 동그라미 해보세요.

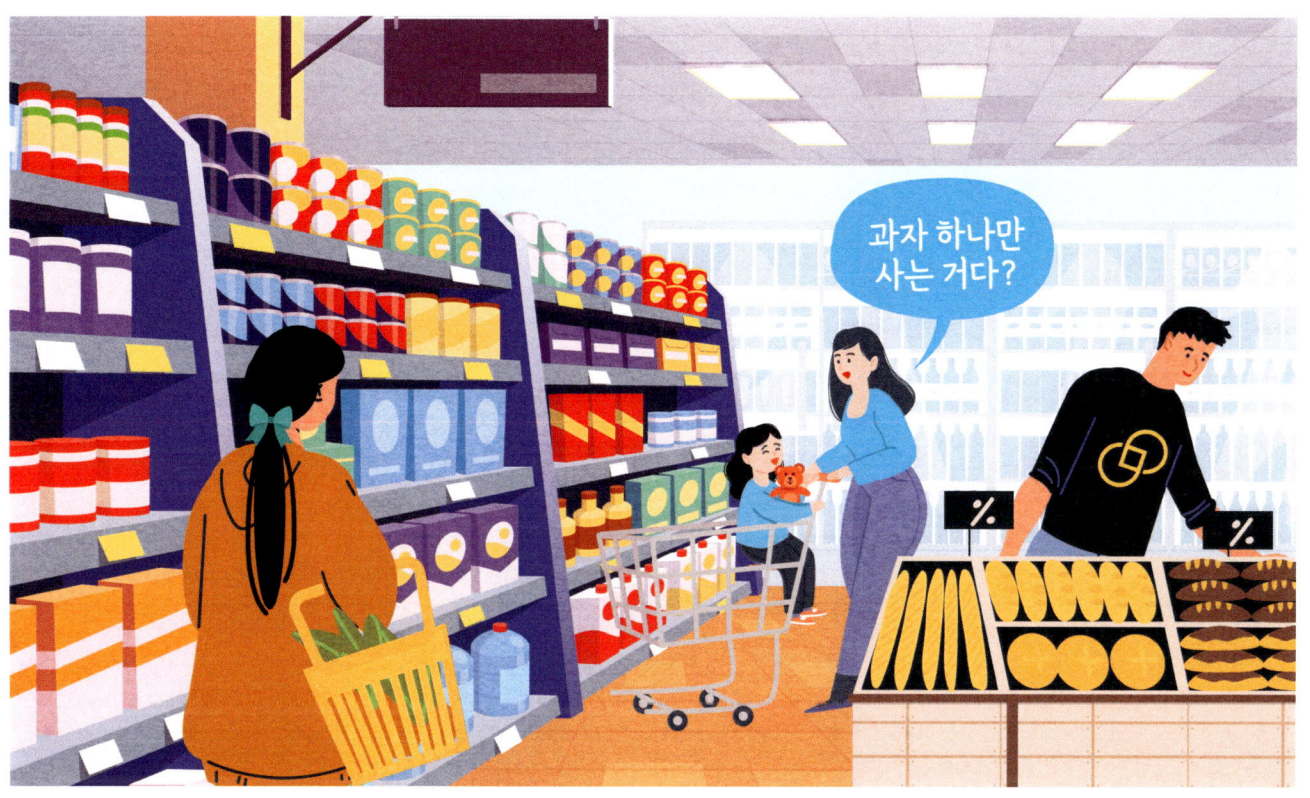

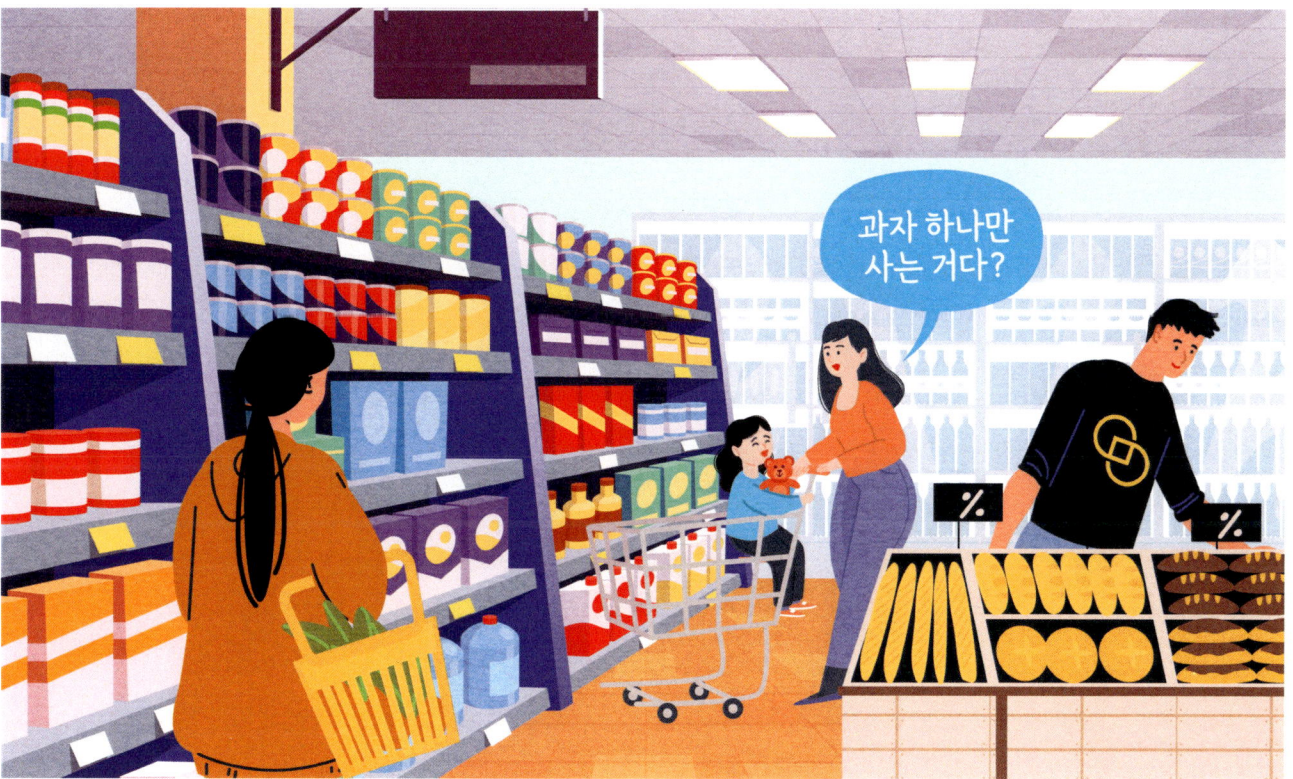

정답

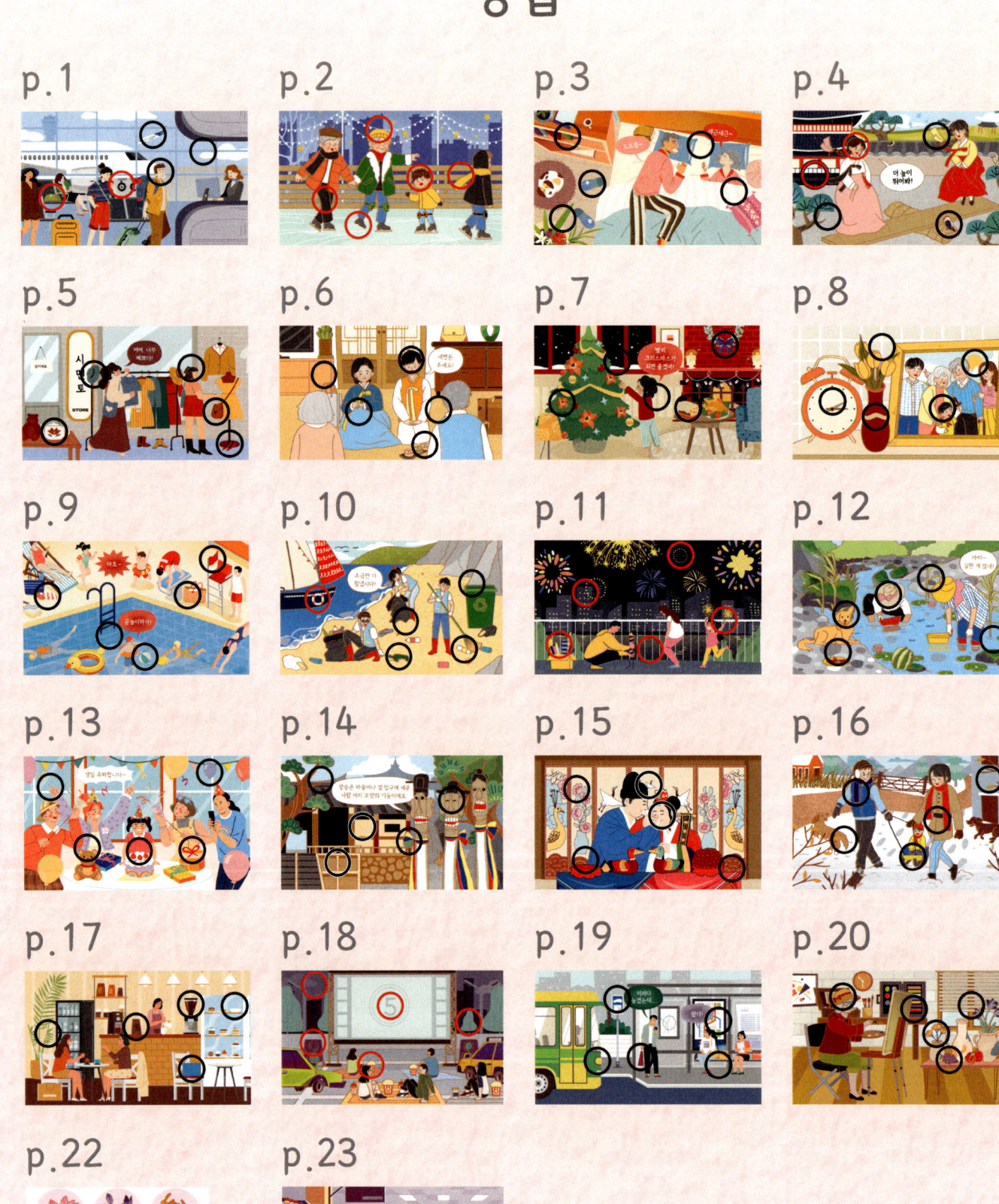